DE LA MORPHINE

ADMINISTRÉE PAR LA MÉTHODE ENDERMIQUE.

LYON,
IMPRIMERIE DE MARLE AINÉ,
RUE SAINT-DOMINIQUE, 13.

DE LA MORPHINE

ADMINISTRÉE PAR LA

MÉTHODE ENDERMIQUE

DANS QUELQUES AFFECTIONS NERVEUSES,

ET DE LA NÉCESSITÉ DE L'USAGE INTÉRIEUR DE LA STRYCHNINE POUR ACHEVER LE TRAITEMENT ET PRÉVENIR LA RÉCIDIVE, SUIVIE DE QUELQUES OBSERVATIONS DE CHORÉE GUÉRIE PAR L'USAGE INTERNE DE LA STRYCHNINE ;

PAR L.-A. ROUGIER,

Ex-médecin titulaire de l'Hôtel-Dieu de Lyon, Secrétaire-général de la Société de Médecine de Lyon, membre correspondant de plusieurs Sociétés savantes, nationales et étrangères.

PARIS,

J.-B. BAILLIÈRE, | GERMER BAILLIÈRE,

Rue de l'École-de-Médecine.

LYON,

CHARLES SAVY JEUNE, LIBRAIRE - ÉDITEUR,

Quai des Celestins, 18.

1843.

ment d'appeler l'attention des praticiens sur le traitement qui nous a réussi dans quelques-unes de ces affections, et notamment dans la sciatique. Nous rapporterons aussi quelques faits relatifs à d'autres névralgies locales et nous terminerons ce mémoire par des observations de chorée guérie par un procédé nouveau que nous proposons avec confiance à l'expérimentation des praticiens. Placés dans un vaste hôpital à la tête d'un service médical important, nous avons eu tous les jours à traiter ces affections qui, par leur intensité et leur durée, épuisent et la patience et les ressources thérapeutiques du médecin, et nous avons dû chercher les moyens d'abréger leur traitement. Ces moyens, nous croyons les avoir trouvés, et, enhardis par des succès que justifient de nombreuses observations, nous livrons à l'appréciation de nos confrères le fruit de notre expérience clinique.

NÉVRALGIE SCIATIQUE.

Laissant de côté toutes les affections disparates que les pathologistes ont comprises sous le titre de sciatique en leur donnant les noms de *morbus coxarius*, *dolor coxendicus*, *malum ichiadicum*, etc., nous n'entendons parler que de la sciatique nerveuse, de la névralgie fémoro-poplitée; et si accidentellement nous citons des observations qui lui seront étrangères, ce sera pour prémunir contre des erreurs de diagnostic que nous n'avons pas toujours évitées.

On est convenu d'appeler névralgie sciatique une affection particulière du nerf sciatique et de ses divisions caractérisée par une douleur excessivement aiguë, lancinante, déchirante, qui suit quelquefois toutes les ramifications du nerf, se borne d'autrefois au tronc principal et revient ordinairement par accès. La nature de cette maladie est essentiellement inflammatoire; quelquefois franchement aiguë elle cède assez facilement dès son début à un traitement antiphlogistique. Mais le plus souvent elle résiste à tous nos moyens thérapeutiques et passe à l'état chronique; sa durée devient alors illimitée et l'opiniâtreté du mal est telle que toutes les ressources de l'art viennent se briser contre elle. Plusieurs des malades dont nous rapporterons les observations avaient déjà, à plusieurs reprises, subi divers traitements qui avaient calmé leurs douleurs sans les guérir. Quelle est la raison de cette persistance dans l'inflammation d'un cordon nerveux? C'est qu'il y a dans cette affection, comme dans toutes les maladies nerveuses, un cachet particulier, un caractère propre que nous entrevoyons sans pouvoir le définir, et qui isole complètement les inflammations du système nerveux de celles des autres organes, des autres tissus. On peut assigner jusqu'à un certain point une durée aux phlegmasies cutanées, muqueuses, séreuses, musculaires, parenchymateuses. Qui osera limiter celle d'une maladie nerveuse, depuis celle de l'encephale et du rachis jusqu'à celle du moindre filet nerveux. Les différentes espèces de manie, l'hystérie, l'épilepsie, la danse de Saint-Guy, demandent des années pour leur guérison souvent très-incertaine, les névralgies locales participent aussi plus ou moins à ce caractère particulier. Cette remarque, qui ne peut être révoquée en doute, devrait, ce nous semble, montrer aux praticiens que la voie qu'ils suivent dans le traitement de ces affections n'est pas la bonne et que pour des maladies qui ont un caractère spécial, il faut des moyens spéciaux. Les divers systèmes d'organes peuvent offrir le même genre de maladie, mais chaque organe imprime à cette maladie un caractère qui lui est propre et qui doit nécessairement faire varier les moyens thérapeutiques qu'on lui oppose, quelque rapprochée que paraisse la similitude de l'affection. Ainsi, par exemple, aucune maladie ne se rapproche plus de la sciatique, quant à ses symptômes que le rhumastisme musculaire de la cuisse; il semblerait au premier aperçu que les sudorifiques, les bains de vapeurs, les eaux thermales dussent guérir la sciatique, et cependant nous la voyons résister le plus souvent à ces moyens qui, tous les jours, triomphent du rhumatisme; la cause de ces deux espèces particulières d'inflammation est ordinairement identique; ainsi les variations brusques de température, l'habitation dans des lieux bas et humides, le contact du froid extérieur ou d'un corps froid quand le corps est couvert de sueur, et généralement toutes les causes soit externes, soit internes que les auteurs affectent au rhumatisme, nous les retrouvons aussi dans l'étiologie de la sciatique et tous nos malades nous les ont également représentées. Dans le rhumatisme musculaire, la nécropsie, quand on a occasion de la faire chez des malades qui succombent à d'autres affections, la nécropsie offre bien rarement des traces de lésion de tissu. Il en est de même pour la sciatique; les auteurs ont bien parlé de l'augmentation du volume du tronc nerveux, de veines variqueuses observées quelquefois sur sa surface ou dans son intérieur, mais le plus souvent on ne retrouve rien. Pourrait-on, de ces similitudes, conclure à une certaine identité entre ces deux affections, le rhumatisme musculaire ne serait-il souvent que l'inflammation des filets nerveux qui se rendent aux muscles prétendus affectés, nous ne nous prononcerons pas là-dessus, quoique plusieurs observations que nous avons recueillies puissent nous faire pencher pour l'affirmative. Cette ressemblance que nous signalons entre ces deux affections, nous la retrouvons aussi dans les divers moyens thérapeutiques qu'on leur a opposés ; ainsi les antiphlogistiques dans le début, les émollients externes et internes, puis les dérivatifs, les révulsifs sur les surfaces muqueuses et cutanées, les vomitifs, les drastiques, bains de vapeurs, eaux thermales, vésicatoires, moxus, cautères, ont toujours été recommandés dans le traitement de ces deux maladies.

Mais ne nous occupons plus que de la sciatique ; quelquefois la nature opère seule sa guérison quand l'affection est légère et récente, et que le malade s'entoure de précautions hygiéniques et éloigne les causes qui ont fait naître la maladie; mais le plus souvent l'art est obligé de venir à son secours et, malgré toute l'énergie des moyens que l'on emploie, le mal résiste fréquemment et de longues années de souffrances n'usent pas son intensité. Il faut que les douleurs produites par la névralgie du nerf sciatique soient bien vives pour que les chirurgiens aient osé proposer et pratiquer l'incision de ce nerf, le plus gros de l'économie, et même quand ils l'ont fait le résultat n'a pas toujours été satisfaisant. On est encore allé plus loin, et pour prévenir le retour du mal par la reprise, au moyen de la cicatrisation, des deux bouts incisés, le docteur Malagoddi, médecin à Fano (Italie), a pratiqué avec succès l'extirpation d'un pouce de la longueur de ce cordon nerveux chez un malade qui, pour se délivrer d'une sciatique intolérable, sollicitait l'amputation de la cuisse.

Parmi tous les moyens que l'on a opposés à la sciatique, celui que le symptôme essentiel de la maladie, la douleur, devait surtout recommander au médecin, c'est l'opium et ses préparations; aussi a-t-il été employé sous toutes les formes, soit à l'intérieur, soit à l'extérieur. C'est aussi celui que nous proposons, c'est à lui que nous avons dû les succès que nous avons obtenus, et si ce médicament, que nous n'hésitons pas à proclamer spécifique dans ces cas, n'a jamais manqué son effet entre nos mains, nous le devons sans doute à la persévérance avec laquelle nous l'avons employé, à la manière dont nous l'avons administré, et surtout aux doses auxquelles nous l'avons porté. Nous devons ajouter que par notre procédé les douleurs ont toujours été calmées d'abord, puis tout-à-fait arrêtées; il ne restait plus aux malades qu'une faiblesse quelquefois très-grande dans le membre, faiblesse qu'il fallait souvent plusieurs mois pour dissiper, ainsi qu'on le verra par les premières observations que nous soumettrons à nos lecteurs. Il restait donc une lacune à remplir, rendre le mouvement au membre à demi-paralysé, soit par la violence des douleurs antérieures, soit par l'effet de l'opium administré endermiquement, ce moyen, nous l'avons trouvé dans l'usage interne de la strichnine. De nombreuses observations nous ont montré l'efficacité constante de ce procédé, et nous ont encouragé à le présenter au jugement de nos confrères. Les moyens que nous proposons ne sont pas nouveaux, ce que nous avons fait, d'autres l'avaient fait avant nous, mais non de la même manière. La morphine avait déjà été administrée endermiquement, mais le procédé que nous employons, les doses auxquelles nous portons ce médicament nous appartiennent. Nous revendiquons aussi comme l'ayant proposé le premier, l'usage de la strichnine à l'intérieur, comme preuve et surtout comme complément souvent indispensable de la guérison.

Les bons effets des préparations opiacées dans les maladies nerveuses ne peuvent être révoqués en doute. L'opium est le modérateur de l'irritation nerveuse comme la saignée de l'irritation vasculaire. De même que par la saignée des veines on obtient une détente générale du système vasculaire, l'opium administré intérieurement produit une sédation générale dans l'irritabilité de tout le système nerveux. Comme la saignée locale, tout en diminuant la quantité générale du sang, agit directement d'abord sur les vaisseaux de la partie sur laquelle on la pratique ; de même lorsque l'opium est appliqué localement, quoique ses effets se répandent de proche en proche et rapidement sur toute l'économie, néanmoins son action se fait sentir d'une manière plus spéciale sur les nerfs principaux du point sur lequel le médicament est mis en contact. Mais, pour obtenir ce dernier effet, tous les moyens employés ne sont pas également efficaces. Nous allons examiner rapidement tous ceux qu'on a préconisés jusqu'à ce jour en signalant brièvement leurs avantages et leurs inconvénients ; nous nous arrêterons à celui auquel nous donnons la préférence, et les raisons qui motivent ce choix seront fortifiées par de nombreuses observations cliniques.

On a varié sous mille formes les moyens d'administrer l'opium par la surface extérieure de la peau *non dépouillée de son épiderme*. Nous ne rappellerons pas toutes les préparations huileuses depuis le baume tranquille jusqu'à l'huile de morphine. Dans les cas nombreux où on les emploie, la sédation que l'on obtient est-elle souvent réelle? et quand elle existe en effet, tient-elle plutôt au médicament qu'au véhicule et aux frictions opérées sur la partie malade? Nous avouerons, quant à nous, que l'huile d'olives ou d'amandes douces nous a souvent démontré les mêmes résultats. Les solutions aqueuses, vineuses et alcooliques nous ont toujours paru plus efficaces, leur absorption est plus sensible et la sédation qui la suit plus marquée; il en est de même de l'extrait d'opium en application sous forme de mouche, ou dans un excipient, comme la thériaque, etc. Néanmoins, quelque succès que l'on ait pu obtenir dans un grand nombre de cas de l'emploi extérieur de l'opium sous ces diverses formes, il est beaucoup d'affections locales dans lesquelles, la sédation obtenue ainsi n'étant que passagère et insuffisante, il a fallu avoir recours à un moyen plus énergique pour faire pénétrer le médicament dans l'économie en le faisant absorber par la partie affectée; et alors on l'a administré *par la peau dénudée de son épiderme*.

Parmi les nombreux moyens employés pour obtenir la dénudation de la peau, il en est trois surtout qui sont généralement adoptés : 1° l'emplâtre vésicatoire préparé avec les cantharides; 2° la pommade ammoniacale; 3° le marteau chauffé dans l'eau bouillante. Nous les avons tous employés bien souvent et nous avons reconnu que les premiers, longs à établir parce qu'il faut plusieurs heures pour obtenir la vésication, ne sont pas aussi favorables à l'absorption du médicament; le boursouflement de toute l'épaisseur du tissu cutané, occasioné par l'action lente et continue du vésicatoire, s'y oppose, et la suppuration abondante, qui ne tarde pas à s'établir, la rend de plus en plus difficile. De plus, ils sont plus longtemps douloureux et par cela même on obtient plus difficilement des malades d'en réitérer l'application aussi souvent qu'elle peut être nécessaire. Nous leur préférerions les vésicatoires ammoniacaux s'ils étaient constants dans leur effets; mais nous avons fréquemment observé que ce mode de vésication est infidèle, et qu'une dose d'ammoniac dans la pommade de *Gondret*, suffisante chez un individu, ne produit pas même la rubéfaction chez un autre, tandis que dans d'autres cas elle cautérise l'épaisseur du derme. Nous y avons renoncé pour nous tenir à l'emploi du marteau de *Mayor*, *de Lausanne*, échauffé dans l'eau bouillante. Cet instrument offrant sur une de ses faces un diamètre d'un pouce, et de six lignes seulement sur l'autre, on peut à volonté opérer une vésication plus ou moins étendue suivant le lieu sur lequel on l'applique. La manière de procéder à cette petite opération n'est point indifférente, rien ne peut l'être en médecine, et souvent de petites précautions observées amènent de grands résultats. On comprend facilement que si le marteau n'est pas convenablement échauffé, ou si son contact n'est pas assez prolongé, on n'obtient qu'une rubéfaction insuffisante, tandis que si on l'appuie avec trop de force en le laissant trop long-temps, on opère une cautérisation de toute l'épaisseur du derme, très-douloureuse, suivie d'une suppuration abondante qui empêche l'absorption du médicament. Voici comment nous procédons : après avoir laissé pendant cinq minutes au moins le marteau dans l'eau bouillante nous le retirons, et après l'avoir essuyé avec soin, nous l'appliquons bien à plat sur la partie en appuyant un peu et ne le laissant qu'un espace de temps inappréciable par sa brièveté; nous le retirons brusquement en faisant parcourir par l'un de ses bords toute la surface qui a été touchée. Cette dernière manœuvre fronce l'épiderme et le rend facile à enlever par une légère friction faite avec un linge. Sans retremper l'instrument on peut faire ainsi, l'une après l'autre, trois vésications s'il en est besoin. Ce mode d'opérer l'enlèvement de l'épiderme nous paraît sous tous les rapports préférable aux précédents : d'abord il est infiniment moins douloureux, les malades ayant à peine le temps d'apprécier la sensation qu'ils éprouvent; il ne manque jamais son effet, on peut le réitérer sans inconvénient autant qu'il est nécessaire; enfin quand il est convenablement pratiqué, la suppuration qu'il détermine n'étant pas très-abondante, permet, pendant plusieurs jours, l'absorption du médicament.

Lorsque l'épiderme a été enlevé, on voit en peu d'instants la surface dénudée se couvrir peu à peu d'une rosée séreuse : on étend alors le sel de morphine en ayant soin de l'humecter avec une goutte d'eau ; l'absorption se fait insensiblement, les alentours du vésicatoire rougissent de proche en proche comme le pourtour de la petite plaie faite avec la lancette dans l'insertion vaccinale.

Nous avons employé alternativement tous les sels de morphine et, sans en rechercher ici la raison, nous avons cru reconnaître que l'hydrochlorate est plus soluble quand il est bien pur, car il n'est pas rare de le trouver sophistiqué.

La dose de ce médicament que nous avons employée a varié suivant les cas, et surtout suivant les idiosyncrasies depuis cinq centigrammes, jusqu'à cinquante, et même soixante par jour, comme on le verra par les observations qui vont suivre ; mais l'on comprend que ce n'est que successivement que nous sommes arrivé à ces doses énormes, et que les malades étaient soigneusement surveillés pendant l'absorption du remède (1).

Effets produits par l'ahsarption de l'hydro-chlorate de morphine, appliqué sur la peau dénudée de son épiderme.

En comparant les notes que nous avons prises sur les nombreux malades soumis à notre observation, aux faits rapportés, sur le même sujet, dans le traité de thérapeutique de MM. Trousseau et Pidoux, nous serions

(1) Pour le plus grand nombre et les plus importantes des observations citées dans ce mémoire, j'ai été secondé par M. Roux, alors chirurgien interne à l'Hôtel-Dieu et maintenant médecin distingué à Meximieux, qui ne perdait pas de vue les malades, augmentait ou diminuait la dose du médicament suivant l'effet qu'il produisait, et prenait une note exacte de tous les symptômes qu'il observait.

presque tentés de passer nos remarques sous silence, tant elles ont d'analogie avec celles de ces observateurs habiles. Toutefois, comme leur ouvrage n'était pas encore entre nos mains, lorsque nous avons rédigé nos observations, nous les consignerons ici, mais d'une manière plus sommaire ; elles serviront du moins à confirmer leurs assertions, et si sur quelques faits il se rencontre entre leurs remarques et les nôtres un peu de désaccord, la réflexion amènera à dire que parmi un grand nombre de malades, ayant la même affection, il n'y a rien de surprenant que la cause qui l'a produite amène dans la maladie des modifications particulières, ou qu'il se rencontre chez quelques sujets des idiosyncrasies spéciales qui se révèlent par des phénomènes imprévus.

Les effets produits par l'absorption cutanée des sels de morphine sont *locaux* ou *généraux*. — Leur combinaison produit les *effets ou résultats thérapeutiques.*

Effets locaux.—*Douleur.*—Au premier moment où le sel de morphine est appliqué sur la surface du vésicatoire, le malade éprouve sur ce point un picottement qui va croissant et devient bientôt une véritable douleur âcre et mordicante qui s'affaiblit ordinairement au bout de quelques minutes pour cesser bientôt tout-à-fait. Cette douleur se renouvelle, mais chaque jour plus faible, toutes les fois que l'on répète le pansement du même vésicatoire qui bientôt y devient insensible. Mais quel que soit le nombre de vésicatoires que l'on applique sur le même sujet, elle se reproduit toujours à la première application de la morphine sur chaque nouveau vésicatoire. Nous avons employé cette méthode thérapeutique sur plus de 150 individus et souvent à des doses qu'on n'avait pas encore égalées, et jamais nous n'avons vu les malades trouver insupportables les douleurs qu'elle occasionne, et refuser, sous ce prétexte, de s'y soumettre de nouveau; aussi ne pouvons-nous expliquer les *douleurs atroces* (1) que M. *Valleix* attribue à ce moyen, qu'en supposant une idiosyncrasie spéciale aux malades sur lesquels il a expérimenté.

Ligne d'absorption. — Au moment où la douleur locale se produit, le corps muqueux dénudé et toute l'épaisseur du derme entrent en quelque sorte en turgescence; une sensation particulière s'établit, qui annonce l'absorption du médicament. Cette sensation est caractérisée par une espèce de fourmillement, d'horripilation partielle qui ne se borne pas à la partie sur laquelle on agit, elle se porte profondément sur le nerf affecté et suit sa direction tantôt en *ligne descendante* jusqu'à ses dernières ramifications, tantôt en *ligne ascendante* qui se porte rapidement vers le centre encéphalique en suivant quelquefois la colonne vertébrale, tandis que d'autres fois elle se porte sur la paroi abdominale correspondante, endolorit en passant le centre épigastrique, poursuit sa marche ascendante le long de la poitrine et se transmet au cerveau, auquel, dans ces cas, elle paraît apportée par les nerfs ganglionnaires. Le plus ordinairement, l'une ou l'autre de ces lignes existe seule, souvent cependant nous les avons rencontrées simultanément toutes les deux; dans d'autres cas, elles ont complètement fait défaut, ou n'ont pas été appréciables, sans que pour cela l'in-

(1) *Traité des névralgies* (1841), page 627.

fluence de l'opium ait manqué d'être aussi prompte et aussi énergique.

Effets généraux.—Presque tous les symptômes, et les organes les plus importants sont affectés, à un degré divers, par la présence de l'opium dans l'économie, et l'intensité des phénomènes qui se manifestent quelquefois dépend le plus souvent plutôt de l'idiosyncrasie du sujet que de la quantité du médicament qui a été absorbée.

Moëlle épinière et cerveau. — La moëlle épinière éprouve la première l'impression du sel de morphine lorsque la ligne d'absorption lui est transmise par le nerf sur lequel on agit, et cette impression se révèle au malade, comme nous l'avons dit, par une sensation particulière. Se portant rapidement au cerveau, l'action de l'opium détermine de la céphalalgie, d'abord d'un seul côté, puis uniformément à tous les deux. Viennent ensuite des vertiges, rarement un sommeil profond, mais toujours un état de somnolence pénible, accompagné de rêvasseries incohérentes; souvent le malade croit tomber dans un précipice, un soubresaut le réveille à demi, et le même rêve se reproduit; quelquefois, quand l'action du médicament se prolonge, il se manifeste une sorte d'ivresse, qui, chez deux de nos malades, a duré deux heures, et chez un autre, un jour entier. Chez aucun d'eux, nous n'avons eu besoin d'avoir recours à des évacuations sanguines : les acides et les révulsifs nous ont toujours suffi pour arrêter ces accidents, ainsi qu'on le verra dans les observations que nous rapporterons.

Cœur et circulation. — Chez la plupart de nos malades, nous avons trouvé l'action du cœur assez peu modifiée par l'opium. Ce n'est que dans les cas d'intoxication commençante que la circulation a été notablement accélérée. Dans les cas ordinaires, cette accélération était presqu'insensible, marquée surtout par de la chaleur à la face, et nous avons souvent remarqué que le pouls redescendait ensuite au-dessous de son rithme normal. Chez deux sujets, ce dernier phénomène a constamment existé, quoique la dose de l'opium eût été assez considérable. Nous n'avons jamais vu que l'accélération des mouvements du cœur aient amené des congestions dans les organes. Cependant, nous devons noter que trois fois nous avons observé une injection passive dans la conjonctive oculaire.

Pouvons-nous indiquer comme appartenant à la circulation les pulsations que nous avons plus d'une fois remarquées dans divers points de l'abdomen, et notamment dans la région épigastrique? Ne dépendaient-elles pas de l'impression portée par le médicament sur les centres nerveux ganglionnaires?

Poumons et respiration. — Nos malades n'ont pas éprouvé de l'oppression ni de la difficulté à respirer, c'est dire qu'il n'y a pas eu de stase sanguine dans les poumons, et si quelquefois les inspirations ont été plus fréquentes, c'était lorsqu'il y avait un état fébrile prononcé.

Resserrement des pupilles. — Ce phénomène sur lequel nous avons porté toute notre attention, nous a paru à peu près constant, nous disons à peu près, car nous avons constaté que chez quelques malades, il n'a pas existé, et que même chez trois, le phénomène contraire a eu lieu, les pupilles examinées avant l'absorption de l'opium étaient manifestement dilatées après, ce que nous avons dû noter, peut-être comme une anomalie, mais qui sert du moins à prémunir contre des assertions qui ne doivent pas être affirmatives d'une manière absolue.

Organes de la digestion. — Si nous avons remarqué quelquefois un ptyalisme ou plutôt une espèce de crachotement chez quelques malades, le plus souvent il y avait sécheresse dans la bouche et le gosier, et s'il n'existait pas une soif ardente, du moins les malades buvaient avec plaisir des boissons froides et acidules.

Toujours dès les premières doses d'opium, il y a eu inappétence, souvent complète, des nausées avec ou sans vomissements; ceux-ci avaient toujours lieu lorsque la morphine était appliquée à une époque trop rapprochée des repas. Cependant lorsque l'usage de l'opium se continuait quelques jours, nous avons vu plus d'une fois l'appétit se rétablir et les malades manger les trois quarts de la portion.

La constipation, qui est un des effets les plus constants de l'administration de l'opium, a manqué chez plusieurs sujets et n'a pas duré long-temps chez quelques autres. Nous avons même constaté que l'usage externe de ce médicament a déterminé la diarrhée pendant deux jours chez un de nos malades, et pendant vingt-quatre heures chez un second; chez d'autres, au contraire, qui étaient affectés de diarrhée chronique en même temps que de névralgie sciatique, le sel de morphine, appliqué endermiquement, a triomphé des deux affections.

Appareil urinaire. — Les effets de l'opium sur cet appareil a présenté des variétés remarquables. Deux fois la sécrétion des urines a été augmentée d'une manière notable et leur émission a eu lieu sans douleur. Dans tous les autres cas, il y a eu une diminution marquée dans la quantité du fluide, avec difficulté et douleur dans l'excrétion; deux fois suspension complète de la sécrétion pendant trente-six et quarante heures. Chez d'autres, une demi-paralysie de la vessie en même temps que la sensibilité augmentée dans le col de cet organe et dans le canal de l'urètre, amenait la dysurie. Chez un seul malade, la rétention d'urine a nécessité l'usage de la sonde. Cette abolition momentanée de la faculté contractile des tuniques vésicales doit sans doute être attribuée à l'action stupéfiante de l'opium qui agit de la même manière sur l'organe sécréteur et entrave ses fonctions, ce qui amène la suspension ou la diminution de la sécrétion. Mais la douleur qui accompagne l'émission du fluide et la difficulté avec laquelle celle-ci a lieu trouvent, ainsi que M. Trousseau l'a très-bien démontré, leur cause directe dans l'absence du mucus qui lubrifie la surface muqueuse de la vessie et du canal de l'urètre, mucus dont l'action de l'opium a aussi entravé la sécrétion. C'est sans doute par le même effet sur la muqueuse intestinale que l'on peut expliquer la constipation produite par les opiacés administrés soit à l'intérieur, soit par la méthode endermique.

Peau. — En même temps que les autres phénomènes se prononcent à un degré plus ou moins élevé, la peau du malade devient chaude et se couvre de sueur, à la face d'abord, puis successivement sur tout le corps. Peu abondante chez quelques sujets, nous avons vu quelquefois la transpiration être portée chez quelques autres au point de les obliger à changer cinq ou six fois de linge dans l'espace de quelques heures. Nous appelons l'attention sur un phénomène que le hasard nous a fait découvrir chez le dernier malade que nous avons traité par la méthode endermique. C'était une femme très-impressionable que nous traitions pour une gastralgie. Chez elle le médicament était administré à une dose assez minime (1 grain); ses effets n'en furent pas moins très-marqués; mais celui qui nous frappa fut la qualité de la sueur dont elle était inondée. Déjà elle nous avait dit qu'elle trouvait à sa salive une saveur salée; elle ne tarda pas à s'assurer que la sueur l'avait aussi à un degré très-prononcé; nous fûmes à même, ainsi que plusieurs personnes qui l'entouraient, de nous en assurer en appuyant la langue sur différentes régions de la peau. Ce phénomène se renouvela chaque fois que l'opium ramena la transpiration. Nous regrettons vivement de n'avoir pu répéter cette expérience sur d'autres sujets. L'occasion ne nous manquera pas de le faire plus tard.

En même temps que la sueur, ou lui succédant, il se déclare sur la peau une démangeaison, un prurit, qui, léger d'abord, devient quelquefois insupportable. Le plus souvent, ce phénomène s'observe sur toute la surface cutanée; mais dans beaucoup de cas il affecte avec plus d'intensité les commissures, les lieux où la peau se continue avec les membranes muqueuses. Ainsi, des malades se tiraillent le nez et frottent vivement l'intérieur des narines; chez d'autres, ce sont les lèvres, les paupières qui sont le siége de la démangeaison, ou bien l'anus et les organes génitaux. Une fois nous l'avons observée fixée à un très-haut degré sur la langue et la voûte palatine.

Il n'est point rare non plus de voir differentes éruptions se manifester sur la peau; nous avons noté surtout des éruptions milliaires peu persistantes et qui venaient ajouter encore aux tourments de la démangeaison.

Système musculaire. — Ce système ne reste pas étranger aux effets de l'opium. En découvrant les malades lorsqu'ils étaient sous l'influence du médicament, souvent nous avons remarqué des battements, des espèces d'ondulations dans les muscles les plus en relief. Quelques malades accusaient des tiraillements dans quelques parlies; là, en effet, la fibre musculaire paraissait contractée; chez d'autres, plus saturés du remède ou plus impressionables, il y avait de véritables secousses ou au moins des soubresauts semblables à ceux que nous avons déterminés, plus tard, par l'emploi de la sthricnine à l'intérieur, et, le plus souvent, ces secousses étaient éprouvées par le membre malade. Chez l'un de nos sujets, les secousses étaient si violentes dans le dos qu'il se retournait brusquement, croyant que quelqu'un venait de lui donner un coup de poing.

En opposition, nous devons dire que nous avons une fois remarqué un prolapsus des paupières supérieures, dû sans doute à la paralysie des muscles releveurs.

Le tableau général que nous venons de tracer des effets de l'opium par la méthode endermique sur les divers organes, sur les divers systèmes, se compose des traits particuliers recueillis et notés dans chacun des malades soumis à notre observation. Il en est peu qui soient constants, et quelques-uns d'entre eux ne se rencontrent guère que dans des circonstances et des idiosyncrasies exceptionnelles. Jamais la réunion des divers symptômes que nous venons de parcourir ne s'est rencontrée chez le même individu, quelle qu'ait été la dose du sel de morphine dont nous l'ayons saturé.

Rapidité de l'influence du remède. — La rapidité avec laquelle le remède manifeste ses effets est singulièrement variable; elle est plutôt modifiée par l'idiosyncrasie des sujets que par les doses auxquelles l'opium est administré.

Le plus ordinairement, au bout de une à trois minutes, la ligne d'absorption devient sensible, il survient un peu de pesanteur de tête, accompagnée ou précédée par une sensation pénible dans la région épigastrique, puis les nausées avec ou sans vomissements, et enfin le cortége des autres symptômes en nombre variable et dans un ordre qu'il est impossible de préciser, puisqu'il est rarement le même.

Chez quelques malades, ce n'est qu'au bout d'un temps bien plus long que l'influence de l'opium se fait sentir; quelquefois il a fallu plus d'un quart d'heure avant qu'elle ne se révélât, mais à la seconde ou troisième application elle offrait la rapidité que nous avons signalée et qui se continuait jusqu'à la fin du traitement.

Doses du médicament. — Nous nous sommes convaincus, après de nombreux essais, que des doses minimes de sel de morphine avaient peu d'effet, ou du moins prolongeaient indéfiniment le traitement, et que le plus souvent, pour amener un résultat prompt et décisif, il fallait arriver par des doses plus fortes à produire la saturation, c'est-à-dire déterminer des phénomènes généraux qui annonçassent que non-seulement la partie affectée avait éprouvé les effets immédiats de l'opium, mais que tout le système nouveau en avait subi l'influence. — Aussi notre plus faible dose était en général d'un grain et demi; nous l'augmentions rapidement, et il n'est pas rare que nous en ayons fait absorber 12 grains par jour sur certains malades. Toutefois, nous devons dire que le plus grand nombre de nos observations ont été recueillies sur des hommes. Lorsque nous avons expérimenté sur des femmes, nos doses ont été plus faibles; cependant nous avons constaté que l'on pouvait, en agissant avec prudence, arriver à des doses à peu près égales chez les deux sexes. Il est bon aussi de remarquer qu'il est des idiosyncrasies qui sont en quelque sorte réfractaires à l'action de l'opium, et qu'il faut alors porter ce médicament à des doses quelquefois énormes pour produire un effet léger; mais il arrive plus souvent encore que la disposition inverse se rencontre aussi, chez les femmes surtout; il est toujours plus prudent de perdre plutôt deux ou trois jours à essayer leur susceptibilité que de produire, dès les premiers jours, des symptômes qui les décourageraient.

Il est aussi très-important que le sel de morphine soit pur. Assez souvent il est sophistiqué dans le commerce; nous n'avons pas cherché à nous assurer de la nature de la substance avec laquelle il est alors mélangé, et qui, d'ailleurs n'est pas toujours la même. Mais nous avons reconnu qu'il était altéré, d'abord à son peu d'effet, puis à sa couleur d'un blanc grisâtre, à la douleur plus vive et plus adhérente que son application occasionnait et aux doses énormes qu'il fallait employer pour déterminer des symptômes généraux assez peu marqués. Cette dernière circonstance nous a souvent obligés à nous tenir toujours sur la réserve et à recommencer par des doses bien moins élevées toutes les fois que nous nous servions d'un autre flacon du médicament.

Les doses élevées auxquelles nous avons porté le sel de morphine nous ont souvent obligés à multiplier les -surfaces absorbantes; aussi nous est-il arrivé d'appliquer successivement de trente à cinquante vésicatoires chez le même malade, lorsque la névralgie trop ancienne exigeait un traitement prolongé. Doit-on, dans ces cas, attribuer au nombre de vésicatoires tout ou partie du succès. Dans son traité des névralgies, M. *Valleix*, renouvellant la méthode de Cotugni, reconnaît aux vésicatoires volants une telle efficacité, qu'il réserve pour les cas exceptionnels l'application du sel de morphine. Il se demande même si dans les succès attribués à l'emploi endermique de la morphine, ce n'est pas plutôt aux vésicatoires qu'il faut rapporter la guérison. Sans nous prononcer d'une manière absolue contre cette assertion, émise sous la forme d'un doute, nous dirons seulement que, depuis bien des années, les vésicatoires volants sont employés contre les névralgies, que la multiplicité des moyens auxquels on les a associés ne témoigne pas en faveur de leur efficacité constante, et que ce n'est qu'après avoir éprouvé leur insuffisance que nous avons adopté, d'une manière à peu près générale, la méthode endermique. J'ajouterai même qu'après un revers impossible à prévoir, que je rapporterai plus loin et que j'ai peut-être tort d'attribuer à la médication, une prudence trop timide, suite d'un découragement soudain, me porta à fractionner davantage les doses de morphine, tout en multipliant les vésicatoires, dès-lors les résultats changèrent et, devenus pour la plupart négatifs, ils me forcèrent par degré à revenir à des doses plus élevées.

Effets thérapeutiques. — Sous ce titre, nous dirons quelques mots de la marche que l'administration endermique de l'opium imprime à la maladie, et d'un inconvénient assez remarquable, et qui n'a pas été signalé, qu'il laisse souvent à sa suite, surtout lorsque les doses du médicament sont très-élevées.

Dans les cas ordinaires, et quand la maladie est simple et récente, il arrive souvent qu'à la seconde ou troisième application de la morphine, la douleur est arrêtée; nous l'avons même vue plus d'une fois enlevée par une première absorption. Mais quand elle est chronique et entretenue depuis long-temps par les circonstances qui l'ont fait naître; quand déjà elle a résisté à de nombreux traitements, la cure est plus longue et plus laborieuse; cependant, nous n'en avons pas rencontré qui aient excédé le terme de trente ou quarante jours, en soustrayant le temps pendant lequel nous avons quelquefois laissé reposer les malades.

Nous ne pansons nos malades qu'une fois par jour; l'on reproche à cette pratique de laisser s'éteindre l'action de l'opium, nous n'admettons pas entièrement ce fait. Il est certain qu'au bout de quelques heures cette action s'affaiblit, et qu'après vingt-quatre heures, le plus souvent, tous les phénomènes généraux ont disparu; mais la sédation locale persiste davantage, et toutes les fois que, par des expériences comparatives sur les mêmes malades, il nous est arrivé de doubler les pansements, nos résultats n'ont pas été plus satisfaisants un jour que l'autre, et la diminution progressive du mal n'en était pas sensiblement influencée. — Mais un grand avantage, que nous avons reconnu à ne faire qu'une absorption par jour, c'est le suivant : Comme après quelques heures les principaux effets généraux du médicament sont évanouis, toutes les fonctions reprennent à peu près leur intégrité; la tête est libre, les nausées cessent, la digestion se fait, et nous sommes ainsi dispensés de tenir à une diète forcée pour une maladie locale des individus encore forts et vigoureux.

Quel que soit le point du nerf sciatique où la douleur existe au moment où nous avons à la combattre, notre premier vésicatoire est placé sur le point qui a été le premier affecté, et nous faisons promptement suivre cette première application par d'autres plus nombreuses sur les parties actuellement douloureuses. Au bout de quelques minutes, de quelques heures, la douleur disparaît ou s'affaiblit d'une manière sensible, mais le lendemain elle se montre de nouveau. Après l'avoir éteinte par des doses ou multipliées ou prolongées, elle devient tout-à-fait nulle; mais il n'est point rare de la voir aussi intense se porter plus inférieurement, et sur les divisions du nerf sciatique, où nous la poursuivons, même jusque dans les dernières ramifications nerveuses, car souvent il nous est arrivé de ne pouvoir l'éteindre dans les orteils, où elle s'était réfugiée, que par des vésicatoires appliqués près des articulations métacarpo-phalangiennes. Plus souvent encore, nous l'avons vue se fixer opiniâtrement à la partie externe et inférieure de la jambe, près du tendon d'achille, et ne céder qu'à la persévérance que nous mettions à lui opposer de fortes doses de morphine.

Une fois la douleur éteinte dans tout le membre, pour consolider et assurer la cure, nous continuons le remède en doses décroissantes pour le cesser tout-à-fait au bout de quelques jours. Souvent le malade ressent encore pendant quelque temps, le long du trajet du nerf, des fourmillements qui sans doute sont dus à l'action du médicament qui se continue localement long-temps après qu'on a cessé de l'employer. Mais la douleur disparue, si la névralgie était ancienne ou si le traitement s'est prolongé, il reste dans le membre une faiblesse quelquefois assez grande pour empêcher la progression. Cette faiblesse tient, selon nous, à deux causes : D'abord à la longue maladie du nerf qui a affaibli sa vitalité; en second lieu, à l'action de la morphine qui a stupéfié et en quelque sorte à demi-paralysé sa sensibilité. Cet accident est important à relater, parce que souvent nous l'avons vu se prolonger pendant des semaines et même des mois, et même résister long-temps aux liniments excitants, bains et douches de vapeurs aromatiques, etc. Conduits par l'analogie, nous avons combattu plus tard cet accident avec le plus grand succès par la strichnine, ainsi que nous l'exposerons dans les observations qui feront la seconde partie de ce mémoire, et nous avons été conduits, comme on le verra, à trouver dans ce dernier agent thérapeutique non-seulement le complément, mais encore la preuve de la guérison de la névralgie sciatique.

Nous abordons maintenant la partie clinique de notre travail, et comme ce n'est que par des faits que l'on peut prouver des assertions, nous serons bien obligés de rapporter des faits. Toutefois, quelque nombreux que soient ceux que nous allons exposer, nous ne choisirons parmi ceux que nous avons recueillis, que les plus saillants, ceux qui présenteront quelqu'intérêt, soit par l'ancienneté de la maladie, la dose du médicament, les effets qu'il aura produits ou toute autre circonstance particulière et essentielle à noter. — Nous éviterons avec soin d'en rapporter qui seraient à-peu-près identiques.

Et d'abord pour les cas les plus ordinaires, ceux de sciatique simple et récente guérie par quelques vésicatoires et l'absorption de quelques grains de sel de morphine, nous nous bornerons à dire que, pendant une pratique de plusieurs années, souvent trois à quatre jours de traitement ont suffi pour faire disparaître une affection, même quand l'invasion remontait à plusieurs mois. Surcharger ce mémoire de ces observations serait inutile, et nous en donnons une seule comme type de notre pratique dans la grande majorité des cas et des résultats que nous en avons obtenus.

PREMIÈRE OBSERVATION.

NÉVRALGIE SCIATIQUE SIMPLE.

Remy Pinjeon, âgé de 31 *ans*, *ouvrier en soie, né dans le département de l'Isère*, *domicilié à Lyon depuis quelques mois.* Malade depuis deux mois.

« Cet homme d'une bonne santé du reste, après un « refroidissement prolongé, le corps étant couvert de « sueur, éprouva au-dessous de la tubérosité ischiatique « droite une douleur vive, aiguë, lancinante, irréguliè- « rement intermittente, qui au bout de quelques jours

« s'étendit à la cuisse, puis à la jambe et au coude-pied « en suivant les subdivisions nerveuses. La marche de « jour en jour plus douloureuse, était presque devenue « impossible lorsque le malade fut admis à l'Hôtel-Dieu, « salle St-Charles, n° 68, le 10 mars 1839.

« Dès le lendemain, 3 vésicatoires furent appliqués « au point de départ de la douleur, et un demi-grain « d'hydrochlorate de morphine fut étendu sur chacun « d'eux, une double ligne ascendante et descendante « indiqua l'influence de l'opium; les effets généraux du « médicament ne furent pas très-intenses. Au bout de « quelques heures, la douleur très-vive au moment de « l'application avait complètement disparu; elle se ré- « veilla le lendemain moins intense, et fut combattue « par la même quantité de sel de morphine, sur les « mêmes vésicatoires; on continua ce traitement les deux « jours suivants. A cette époque, le membre était tout-à- « fait libre de douleur, et le malade se promenait dans « la salle. Trois mois après, la guérison ne s'était pas « démentie. »

Ce cas, je le répète, est des plus ordinaires, quatre jours ont suffi pour obtenir la guérison; cependant, il nous est arrivé souvent, dans des cas en apparence analogues, et même plus simples, de voir la maladie plus rebelle, ne céder qu'à des doses d'opium infiniment plus fortes, et continuées bien plus long-temps. Mais quelquefois aussi, nous avons vu la névralgie enlevée comme par enchantement par un seul vésicatoire au marteau recouvert d'un grain de sel de morphine. Dans sa pratique civile, M. le docteur Imbert a obtenu un succès de cette nature sur une dame qu'il traitait infructueusement par d'autres moyens.

Mais il est des cas où la maladie sans être plus ancienne est long-temps rebelle au traitement sans qu'on puisse en apprécier la cause; l'opiniâtreté avec laquelle nous l'avons alors combattue, a toujours été couronnée de succès, et ce sont ces cas surtout que nous tenons à publier, pour faire connaître la vertu de la méthode endermique en même temps que la presqu'innocuité de l'opium à haute dose, administré avec les précautions et la surveillance convenables. Il est d'autres cas aussi, où la longueur du traitement ne peut être attribuée qu'à l'ancienneté du mal, devant lequel avaient déjà échoué toutes les autres méthodes curatives. »

Dans les observations que nous allons rapporter, nous ferons connaître, jour par jour, la quantité de vésicatoires appliqués, et la dose de sel de morphine absorbée, en même temps que les effets, tant locaux que généraux, occasionnés par ce médicament.

DEUXIÈME OBSERVATION.

NÉVRALGIE SCIATIQUE GAUCHE.

Epinat (Romain), garçon de peine, âgé de 32 *ans, né à Baujeu (Rhône), demeurant à Lyon, entré à l'Hôtel-Dieu le* 21 *octobre* 1838, *couché au* n° 93 *de la salle St-Charles*, malade depuis sept mois.

« La maladie est survenue sans cause connue, elle a « succédé à un lombago qui durait depuis sept ans, et « qui disparaissait quelquefois par l'application d'un em- « plâtre de poix de Bourgogne. Il est plus que probable

« que la maladie première était une névralgie lombaire, « qui, par une cause accidentelle qui a échappé, s'est « transportée au nerf sciatique; quoi qu'il en soit, cette « dernière névralgie existe seule depuis sept mois, elle « occupe toute la partie postérieure du membre jusqu'au « talon, le malade ne peut marcher qu'à l'aide de deux « bâtons, et telle est quelquefois l'intensité des douleurs « qu'il est obligé de se coucher là où il se trouve.

« Avant l'entrée du malade à l'hôpital, il avait déjà « subi plusieurs traitements par les bains de vapeurs, « la teinture de colchique, les vésicatoires et les sang-« sues. Malgré tous ces moyens, les douleurs allaient « toujours en augmentant de violence, la constitution « du sujet était détériorée et l'amaigrissement ex-« trême.

« Le 21 octobre, 3 vésicatoires au marteau sont « établis un peu au-dessous de la région fessière, 1 « *grain d'hydrochlorate de morphine*, est réparti sur « leur surface, le lendemain, la dose est portée à 2 « *grains*. Par une cause accidentelle, le traitement est in-« terrompu jusqu'au 28; ce jour-là, deux autres vési-« catoires sont placés sur le mollet, et un troisième à « la partie moyenne et postérieure de la cuisse. 4 « *grains d'hydrochlorate*. La douleur a quitté la han-« che, elle devient nulle dans la cuisse; le 29 et le 30 « *même dose de sel de morphine;* les douleurs sont très-« vives dans la jambe et surtout dans le pied.

« Le 31, 5 *grains*, la douleur de la jambe dimi-« nue, celle du pied augmente.

« 1er et 2 novembre, 6 *grains;* le pied seul est dou-« loureux 3 vésicatoires sur le dos du pied., 7 *grains;*

« *d'hydrochlorate*, même dose le 4; les douleurs changent de nature, ce sont de véritables crampes, les orteils sont engourdis.

« Le 5, un élancement douloureux s'étant fait sentir dans le milieu de la cuisse pendant la nuit, deux nouveaux vésicatoires sont placés sur ce point, 7 *grains* d'hydrochlorate.

« Le 6 il n'existe plus aucune douleur, le membre est faible et raide; cessation du traitement. J'eus tort d'interrompre aussi brusquement l'administration de l'opium; au bout de trois jours, lorsque je croyais la guérison obtenue, la malade éprouva des fourmillements dans tout le membre; cet état dura vingt-quatre heures, et la névralgie reparut ensuite aussi intense qu'avant le traitement, mais avec cette différence que les douleurs présentaient des intermittences marquées. Après les avoir combattues sans succès pendant huit jours par le sulfate de quinine à haute dose, je recommencai le traitement.

« Du 21 au 27, neuf vésicatoires sont appliqués et le sel de morphine porté progressivement jusqu'à 12 *grains* par jour; la douleur disparaît rapidement, et le 28 il n'en reste aucune trace. En même temps le membre a repris une partie de sa force et de sa souplesse, le malade peut marcher sans bâton, et le 15 décembre, époque où il quitte l'hôpital, il ne conserve plus qu'un peu de raideur dans la hanche.

« Le traitement a duré 28 jours.

« Nombre de vésicatoires : 25.

« Hydrochlorate de *morphine* administré : 80 grains.

« Les symptômes produits par l'opium ont été aussi

« intenses qu'ils pouvaieut l'être sans devenir inquiétants.
« Voici en quoi ils ont consisté :

« 1° Au bout de trois minutes de l'application, l'effet « du médicament s'est fait sentir;

« 2° Ligne d'absortion, tantôt ascendante du grand « trochanter vers le côté gauche de la tête, en suivant « le côté correspondant du tronc, tantôt descendante du « grand trochanter au cinquième orteil;

« 3° Céphalalgie et resserrement des pupilles;

« 4° Vertiges;

« 5° Somnolence avec rêvasserie et sursauts; le ma- « lade croit toujours qu'il tombe dans un fossé;

« 6° Chute involontaire des paupières supérieures, « coloration de la face, injection passive de la conjonc- « tive oculaire;

« 7° Prurit général agréable et débutant autour des « organes de la génération; ce prurit dure de dix à douze « heures;

« 8° Circulation, d'abord accélérée, puis ralentie, « pouls petit et mou;

« 9° Sentiment de pulsation dans la région précor- « diale et dans les parois du ventre.

« 10° Nausées sans vomissement;

« 11° Sorte d'ivresse pendant un jour entier;

« 12° Augmentation de la sécrétion urinaire, les uri- « nes sont expulsées sans peine;

« 13° Peu de constipation. »

Il est superflu d'ajouter que le malade soigneusement surveillé pendant la durée des effets de l'opium, a été mis à l'usage de boissons acides, de quelques révulsifs, etc.; mais il n'a pas été nécessaire de lui pratiquer aucune émission sanguine.

J'ai commencé par cette observation, qui est une de celles dans lesquelles l'opium a été administré à la plus forte dose, pour démontrer avec quelle innocuité on peut se servir de ce médicament; mais je dois ajouter que dans la grande majorité des cas, des doses beaucoup plus faibles ont suffi pour le traitement.

Dans l'observation suivante la névralgie, quoique paraissant aussi intense que chez le malade précédent, a cependant cédé à un traitement beaucoup moins énergique et dont la durée n'a pas excédé dix jours.

TROISIÈME OBSERVATION.

NÉVRALGIE SCIATIQUE GAUCHE.

Adam François, maçon, âgé de 37 ans, né à Chanonas (Puy-de-Dôme), demeurant à Lyon, entré à la salle St-Charles, n° 75, le 13 octobre 1838, malade depuis six mois.

« La maladie, survenue à la suite d'un travail pro-
« longé pendant deux mois dans une cave humide et
« froide, affecta d'abord le pied gauche et se propagea,
« au bout de quelques jours, à tout le membre, en sui-
« vant le trajet du tronc du nerf sciatique et de ses divi-
« sions. Elle fut précédée par un froid glacial dans le
« membre, que la chaleur artificielle la plus forte ne
« pouvait réchauffer; quand la douleur lui succéda, elle
« ne fut jamais accompagnée de rougeur, ni de gonfle-
« ment.

« Le malade continua néanmoins ses occupations, mais
« bientôt la marche ne fut plus possible qu'avec l'aide de

deux bâtons; les douleurs devenant bientôt intolérables,
« il entra à l'hôpital.

« Le 14 octobre, trois vésicatoires sont appliqués au-
« dessous de la région fessière et 2 *grains* d'hydrochlorate
« de morphine sont étendus sur leur surface.

Le 15, deux vésicatoires à la cuisse, 3 *grains de sel*
« *de morphine.*

« Le 16, un troisième vésicatoire à la cuisse, 4 *gr.*;
« cessation de la douleur à la cuisse.

« Le 17, 4 *grains;* la douleur augmente d'intensité
« dans la jambe et dans le pied.

« Les 18 et 19, chaque jour, 3 *grains*; un vésicatoire
« est placé sur la jambe, la douleur n'occupe plus que le
« pied, elle est extrêmement vive.

« Le 20, pendant la nuit, elle a reparu au mollet;
« un vésicatoire est placé sur ce point et un autre sur le
« dos du pied; 5 *grains.*

« Le 21, la douleur a abandonné le mollet et le dos
« du pied pour se porter sur tous les orteils sans aucun
« gonflement articulaire; un vésicatoire à la partie an-
« térieure de la région métatarsienne; 6 *grains.*

« Le 22, cessation complète de la douleur; il n'y a
« plus que de la raideur et de la faiblesse dans le mem-
« bre; le malade marche toute la journée saus bâton;
5 *grains.*

« Les 23 et 24 octobre, chaque jour, 2 *grains.* »

Pour nous assurer de la solidité de la guérison, nous avons gardé le malade jusqu'au 14 novembre, époque où il a quitté l'hôpital.

Le 16 janvier suivant, il s'est représenté à nous pour faire constater son état; il venait de faire trente-deux lieues à pied en trois jours et demi ; la douleur n'avait pas reparu; la faiblesse et la raideur du membre avaient persisté plus de quinze jours encore après sa sortie de la salle.

Durée du traitement, 10 jours.

Vésicatoires, 11.

Hydrochlorate de morphine, 41 grains.

Effets de l'opium chez ce malade :

1° L'influence du médicament s'est fait sentir au bout d'une minute ;

2° La ligne d'absorption ascendante et descendante s'est manifestée par un fourmillement qui montait, d'une part, vers le côté gauche de la tête devenu aussitôt le siége d'une forte chaleur; de l'autre, descendait le long de la face postérieure de la cuisse et suivait les divisions nerveuses jusqu'aux orteils. La portion ascendante de cette ligne d'absorption passait par l'estomac où le malade éprouvait de très-fortes pulsations qui existaient aussi à la région précordiale et dans les parois du ventre où elles étaient sensibles à l'œil. En même temps il y avait des borborigmes;

3° Pendant cinq heures coloration des pommettes, somnolence, sursauts, rêvasseries pénibles, injection passive de la conjonctive oculaire;

4° Prurit général commençant par la face ;

5° Augmentation de la sécrétion urinaire ; le malade urine toutes les demi-heures depuis 10 heures du matin (heure où le remède est soumis à l'absorption), jusqu'à 4 heures après minuit ;

6° Nausées sans vomissement ;

7° Pouls fréquent et mou ;

8° Constipation ;

9° État d'ivresse le second jour depuis 10 heures du matin jusqu'à midi ;

L'observation suivante, que je ne donnerai qu'en résumé, est remarquable par la ténacité du mal et l'action de l'opium qui se continua long-temps encore après qu'on eût cessé l'administration de ce médicament et amena une entière guérison qui semblait encore éloignée. Je note cette circonstance, parce qu'elle s'est présentée déjà plusieurs fois dans ma pratique, ce qui, du reste, n'est pas nouveau, puisqu'une semblable remarque a déjà été faite au sujet de plusieurs préparations énergiques et notamment de l'iode.

QUATRIÈME OBSERVATION.

NÉVRALGIE SCIATIQUE DROITE.

Abraham Joseph, âgé de 32 *ans*, *vigneron à St-Germain* (*Ain*), malade depuis dix-huit mois.

« A la fin de l'année 1836, ce malade contracta, par « suite d'un refroidissement, une douleur névralgique « dans le membre inférieur droit, suivant tout le « trajet du grand nerf sciatique. D'abord légère, cette « névralgie s'aggrava au point que cet homme, très-« vigoureux et plein de courage, ne pouvait retenir des « cris quand il se manifestait une exacerbation. Au « mois de mars 1838, il se traînait au moyen d'un bâ-« ton ; résolu de lutter contre son mal et obligé de tra-« vailler pour vivre, il se plaçait à genou sur le mem-« bre sain et, tenant l'autre dans la flexion, il piochait

« ainsi pendant toute la journée. Un travail si pénible « amena des souffrances si intolérables qu'elles le rédui- « sirent à un état de maigreur qui allait jusqu'au ma- « rasme et, sur la fin de mai, l'abattement des forces « le contraignit à entrer à l'Hôtel-Dieu. Avant de s'y « déterminer, il avait suivi, sans succès, une foule de « traitements; le plus énergique fut un énorme vésica- « toire qu'il s'appliqua lui-même sur toute la longueur « de la face postérieure de la cuisse à l'aide du suc de « clématite (*vitis alba*). La cicatrice fut plus d'un mois « à se fermer.

« Le traitement, commencé le 1er juin 1838, fut « continué, avec persévérance, pendant un mois. Durant « cet espace de temps, 50 vésicatoires au marteau « furent appliqués; nous fîmes absorber 60 grains d'hy- « drochlorate de morphine. Les douleurs ne furent sen- « siblement soulagées qu'à la fin du mois ; mais ce sou- « lagement me paraissait loin d'être la guérison. Le « membre était faible, raide et encore douloureux ; le « malade marchait toujours avec peine ; habitué à un « air salubre, le séjour prolongé dans l'hôpital lui fai- « sait perdre l'appétit, la diarrhée se manifesta. Un trai- « tement et un régime appropriés remédièrent à ces ac- « cidents qui avaient nécessité la cessation de l'adminis- « tration endermique de l'opium. Cependant l'améliora- tion des symptômes névralgiques fit chaque jour et spontanément des progrès et, au bout d'un mois et « demi, la névralgie avait disparu complètement, mais « la raideur et la faiblesse du membre persistèrent long- « temps encore. »

Six mois après, le 26 janvier 1839, nous avons revu

le malade, il avait repris toutes ses forces et son embonpoint, la guérison était complète.

Je citerai, avec plus de détails, une autre observation dans laquelle la maladie, fixée sur les deux extrémités inférieures, ne quitta, sans retonr, le membre sur lequel elle sévissait avec plus de force, que pour se porter avec une intensité remarquable sur celui qui n'avait jamais été que très-légèrement affecté. La mobilité est, comme on le sait, un des caractères particuliers des affections nerveuses, surtout de celles qui ont, comme la névralgie dont je m'occupe, quelque affinité avec le rhumatisme. Bien souvent il m'est arrivé, après avoir fait disparaître des névralgies par le traitement que je préconise, de voir les symptômes se reporter avec violence sur un filet ou un tronc nerveux qu'ils avaient envahis quelques années auparavant; mais je dois ajouter aussi qu'en l'attaquant avec persévérance j'ai toujours réussi à le chasser de ses derniers retranchements, ainsi que je le prouverai par des observations que je citerai plus loin.

CINQUIÈME OBSERVATION.

NÉVRALGIE SCIATIQUE DOUBLE.

Guillard Jean, 19 *ans*, *forgeur*, *né à Lyon*, *entré à l'Hôtel-Dieu*, *salle St-Charles*, *n°* 19, *le* 23 *octobre* 1838, malade depuis deux mois.

« Ce jeune homme, du reste sain et bien portant, n'a « eu d'autres maladies qu'une douleur très-forte à l'é-

« paule droite, sans rougeur ni gonflement, il y a deux « ans. Elle résista à tous les remèdes et disparut sponta- « nément au bout de deux mois. Cette douleur, au dire « du malade, avait les mêmes caractères que celle qu'il « éprouve aujourd'hui dans les cuisses, elles lui ôtaient le « repos.

« La névralgie sciatique a débuté en même temps dans « les deux mollets, puis elle a envahi successivement « toute l'étendue des deux membres en suivant, soit en « haut, soit en bas, le trajet du tronc et des branches du « nerf sciatique ; son intensité est de beaucoup plus « grande dans la cuisse gauche que dans la droite ; « la douleur est irrégulièrement intermittente sans rou- « geur ni gonflement, lancinante avec sensation de froid, « nullement exaspérée par la pression, la chaleur du lit « ni les variations atmosphériques. Moindre quand le « malade est assis, elle devient insupportable quand il « est debout ; s'il veut marcher, elle produit la claudica- « tion et même la chute quand la marche est hâtée. Une « chose à noter, c'est que la maladie coïncide avec une « dysenterie qui déjà avait accompagné la névralgie de « l'épaule. L'appétit est normal.

« Avant son entrée à l'hôpital, le malade avait eu « l'idée de se frictionner avec l'huile essentielle de théré- « bentine, ce qui avait amené une impossibilité complète « de marcher.

« Nous avons commencé le 24 octobre, le traitement « par la cuisse gauche. 2 vésicatoires, 2 *grains d'hy- « drochlorate de morphine*, répétés aussi le 25. L'in- « fluence de l'opium ne se déclare qu'au bout d'une « heure par une céphalalgie légère, le resserrement des

« pupilles, du prurit sur le ventre, un peu d'accélération du pouls et des sueurs abondantes; le malade « mouille quatre chemises.

« Le 26, diminution notable dans la douleur de la « cuisse. 2 vésicatoires, 3 *grains*.

« 27 et 28, 4 *grains*. La douleur a abandonné la « fesse; elle se ravive à la cuisse et au mollet; les « symptômes produits par l'opium sont modifiés; l'in- « fluence se fait sentir au bout de cinq minutes, la « ligne d'absorption passe par l'épigastre; il y a cépha- « lalgie, bornée d'abord au côté gauche de la tête, puis « générale avec vertiges; accélération de la circulation, « le pouls restant petit, prurit général, point de « sueurs, rien dans les sécrétions; la dysenterie est « arrêtée.

« Le 29, 2 vésicatoires à la cuisse et au mollet; « 4 *grains*.

« Les 30 et 31, 5 *grains*. La douleur persiste avec « opiniâtreté.

« 1er, 2 et 3 novembre, 6 *grains chaque jour;* 1 « vésicatoire sur le dos du pied; les douleurs quittent « enfin la cuisse et la jambe pour se concentrer, avec « intensité, sur le pied.

« Le 4, nouveau vésicatoire sur le dos du pied; un « autre au-dehors du tendon d'achille, où le malade souffre « beaucoup; 8 *grains*. Aux symptômes produits par « l'opium et déjà énoncés, s'ajoutent une douleur épigas- « trique sans nausées, de la somnolence sans sommeil « et une céphalalgie qui dure 24 heures.

Le 5, 6 *grains*.

Le 6, le malade marche librement; tou tes les douleurs

« ont cessé dans le membre gauche ; mais, le lende-
« main, la névralgie, qui était presque nulle dans le « membre droit, se réveille et devient surtout très-vive « autour du genou. Nous l'avons combattue avec opi- « niâtreté, du 7 au 30, par 18 vésicatoires et 35 *grains* « de sel de morphine ; la hanche a été libre dès le troi- « sième jour, mais la douleur s'était, pour ainsi dire, « accumulée à la partie inférieure du genou au-devant « et sur les côtés du ligament rotulien où nous ne l'avons « détruite qu'avec peine; car, sur cette seule partie, « nous avons été obligés d'appliquer successivement « 15 vésicatoires.

« Le 30, la guérison est complète; le malade ne con- « serve que de la faiblesse et de la raideur dans les deux « membres, qui persistent encore pendant plus d'un mois.

« Le traitement a duré 35 jours.

« Nombre des vésicatoires, 31.

« Dose du sel de morphine, 94 grains. »

Je n'ai cité, jusqu'à présent, que des faits qui appartiennent tous à des individus du sexe masculin. Plus d'une fois j'ai eu occasion d'employer la méthode endermique chez des femmes. Mais alors j'ai toujours eu la précaution de commencer le traitement par de faibles doses, et ce n'est que par gradation que je suis arrivé à porter le remède à une dose élevée. Parmi les faits nombreux que je possède, je choisirai, de préférence, le suivant, recueilli par M. Roux, sur une malade qu'il a traitée à Meximieux (Ain). La névralgie, quoique bien caractérisée, offrait cependant des symptômes qui semblaient la rattacher à une affection rhumatismale ; ainsi les douleurs étaient exaspérées par les intempéries et par le séjour au lit; tandis que dans les observations qui précèdent, ces circonstances n'avaient aucune influence sur elle. Dans ce dernier cas cependant, la méthode endermique, quoique lente dans ses bienfaits, a cependant triomphé de la maladie. J'ai souvent observé que le mal était plus opiniâtre quand il tenait à un principe rhumatismal; l'affection nerveuse est sans doute la même, mais la cause qui l'a produite lui semble plus adhérente et plus intime.

On pourra remarquer aussi dans cette observation les effets singuliers produits par l'opium et qui, quoique combattus et neutralisés avec beaucoup de facilités, ont néanmoins par trois fois forcé d'interrompre le traitement.

SIXIÈME OBSERVATION.

NÉVRALGIE SCIATIQUE GAUCHE CHEZ UNE FEMME.

*Madame Ch**, âgée de 40 ans, malade depuis 15 mois.*

« Cette dame s'étant exposée à la pluie pendant toute « une journée, dans le mois de mars 1837, fut prise, « le lendemain, d'un lombago assez intense qui dura un « mois. Les douleurs abandonnèrent les lombes et se « fixèrent sur la fesse gauche; en peu de jours elles s'é- « tendirent sur toute la face postérieure du membre « jusqu'au talon. La malade boitait, souffrait davan- « tage pendant les temps orageux, dans son lit que dans « la situation droite ou assise; cependant elle put con- « tinuer à vaquer à ses occupations jusqu'au mois de « février 1838. A cette époque, les douleurs qui avaient

« offert quelques intermittences, devinrent continues ;
« et leur intensité fut telle, que la malade ne put marcher dans la chambre qu'à l'aide d'un bâton, qu'à chaque instant elle était obligée de changer de position ; dans la journée et dans la nuit la violence du mal lui faisait plusieurs fois quitter son lit dont la chaleur augmentait ses souffrances.

« Elle fut traitée pendant long-temps par des sangsues à diverses reprises ; des vésicatoires ordinaires sur le trajet de la douleur, des liniments de diverses natures, des bains secs dans des feuilles aromatiques, etc., rien ne put arrêter la marche de la névralgie.

« Le 10 juin 1838, le traitement endermique fut commencé. 3 vésicatoires, placés autour du grand trochanter, absorbèrent 1 *grain* d'hydrochlorate de morphine ; les symptômes de l'opium furent peu prononcés, la douleur conserva toute son intensité.

« Le 11, 2 *grains* (céphalalgie, vertiges pendant une demi-heure); léger amendement dans la douleur de la hanche.

Le 12, 2 nouveaux vésicatoires sur la cuisse ; 3 *gr.* de sel de morphine (somnolence, prurit général, sueurs, nausées); la douleur diminue.

« Le 13, 4 *grains*. Même état.

« Le 14, les 3 premiers vésicatoires étant secs, on en pratique 2 sur la hanche et 2 sur la cuisse, dont 1 près du creux du jarret. 5 *grains*. (Aux symptômes précédents s'ajoutent la constipation, des sueurs abondantes, des nausées, deux vomissements, la malade ne peut rien manger pendant tout le jour.)

« Le 15, 6 *grains* sont étendus sur les vésicatoires à

« 6 heures du matin. A 8 heures, la malade quitte son « lit, se prend à rire et à chanter, frappe sur une table « avec le bâton qui soutenait sa marche; elle est, en « un mot, dans un état d'ivresse que nous avons déjà « signalé dans quelques sujets. On la met dans son lit « où elle offre les symptômes suivants : somnolence in- « terrompue à chaque instant par de vives anxiétés « précordiales; la malade ouvre des yeux rouges et « égarés, elle pousse un cri et se plaint qu'on l'étouffe, « puis elle referme les yeux; elle prononce quelques « phrases incohérentes et ne reconnaît aucune des nom- « breuses personnes qui l'entourent; les battements du « cœur sont forts et tumultueux; on applique de la « moutarde aux jambes, des compresses d'eau froide « sur la tête, deux verrées d'eau froide vinaigrée sont « données à cinq minutes d'intervalle, et ce singulier « délire, qui a duré vingt minutes, cesse subitement; « la malade s'étonne de l'émoi qui existe autour d'elle et « du grand nombre de personnes qui l'entourent; elle « n'a aucune conscience de ce qu'elle vient d'éprouver.

« On cesse le traitement. L'amélioration du mal n'a « pas augmenté. Il y avait bien là de quoi rebuter un « jeune médecin qui ne traitait cette malade qu'acciden- « tellement, n'ayant pas encore commencé la pratique « civile; mais M. Roux, qui venait d'être témoin des « succès que nous avions obtenus par notre persévé- « rance et auxquels son zèle soutenu avait pris une « grande part, ne se découragea pas et trois jours après « il recommença.

« Le 19, 3 vésicatoires à la hanche; 2 *grains*.

« Le 20, 2 vésicatoires à la partie postérieure de la « cuisse; 4 *grains*.

« Le 21 , 5 *grains*.

« Le 22, 6 *grains*.

« Les symptômes qui dominent sont la difficulté à uri-« ner, la constipation, les sueurs et une céphalalgie par-« ticulière avec étourdissements et une sorte d'ivresse. « La malade ne sait pas rendre compte de son état, ses « réponses sont lentes et incomplètes , elle est dans une « sorte d'imbécillité, elle est très-faible et ne peut quitter « son lit. Les douleurs de la hanche ont diminué de « moitié ; celles de la cuisse sont plus faibles ; à la jambe « et au pied elles ont augmenté de violence.

« Le 23, 1 vésicatoire à la hanche, 1 à la cuisse « et 1 à la jambe; 7 *grains*; nouvelle crise semblable à « la première, mais moins forte et moins longue, com-« battue de la même manière. Nouvelle suspension du « traitement pendant trois jours.

« Le 27 , 4 vésicatoires , 1 sur la hanche , 2 sur la « cuisse et 1 sur le mollet ; 4 *grains*. Peu de douleur à « la hanche, diminution notable de celle de la cuisse et « de la jambe , augmentation de celle du pied.

« Le 28, 5 *grains*.

« Le 29 , 6 *grains*.

« Cessation de la douleur de la cuisse , il reste un « point légèrement douloureux au niveau du grand tro-« chanter et dans le mollet ; le pied continue a être le « siége d'une vive douleur.

Le 30 , 3 vésicatoires, 1 au mollet , 1 sur le côté du « tendon d'achille , 1 autre sur le dos du pied; 6 *grains*.

« 1er juillet, cessation des douleurs de la jambe ; di-« minution de celle du pied; 6 *grains*.

« Le 2 , la malade a vomi , elle ne peut rien manger,

« elle a des nausées continuelles, elle est constamment « baignée de sueurs, la faiblesse est extrême. Suspen- « sion du traitement pendant trois jours.

« Le 8 juillet, l'état général était devenu meilleur et « la malade n'éprouvant plus l'influence de l'opium, on « reprend le traitement. Il ne reste plus que deux points « douloureux, le pied et la hanche; 3 vésicatoires sont « placés sur les côtés du pied suivant le trajet des bran- « ches nerveuses du gros orteil; 4 *grains*.

« Le 9, 4 *grains*.

« Le 10, nouveau vésicatoire sur le dos du pied près « de la commissure des phalanges; 5 *grains*.

« Le 11, 5 *grains*.

« Le 12, cessation complète des douleurs, excepté « au niveau du grand trochanter où un point doulou- « reux léger se fait sentir; il reste une grande faiblesse « et une raideur si considérable dans tout le membre, « que la malade, qui ne souffre plus, ne peut cepen- « dant pas marcher. Ces symptômes s'amendent peu à « peu, mais ils ne disparaissent que vers le milieu du « mois de septembre.

« Le 8 janvier 1839, nous revoyons la malade; la « guérison s'est maintenue et il ne lui reste plus que le « souvenir de cette maladie si longue et si opiniâtre. »

Dans cette première série d'observations choisies parmi un grand nombre aussi heureuses pour le résultat, mais moins importantes, relativement à la ténacité du mal et aux doses élevées auxquelles l'opium a été administré et aux effets qu'il a produits, on a dû remarquer la décroissance sensible de la maladie sous l'influence du médicament. Un fait bien singulier a dû aussi être observé et je l'ai constaté dans presque tous les cas, c'est la marche descendante de la douleur; elle commence par s'affaiblir dans le lieu primitivement affecté, dans la région fessière, devient plus vive à la cuisse où le remède la suit, finit par disparaître pour se porter à la jambe et, toujours poursuivie, elle se réfugie sur le pied. Là, plus d'une fois, il nous est arrivé de craindre d'échouer devant ce reste de douleur concentré sur les orteils ou sur les côtés du tendon d'achille où la persévérance seule dans le traitement a toujours réussi à l'éteindre.

Une autre remarque bien importante aussi c'est que, dans presque tous les cas, et toujours dans ceux où la maladie était ancienne et la dose d'opium portée très haut, il est resté pendant des semaines et quelquefois pendant des mois entiers de la faiblesse et de la raideur dans les membres affectés. Les douches de vapeurs, les liniments huileux de toute nature n'y pouvaient rien, le temps seul achevait la cure. Il restait donc une lacune à remplir et, dans les essais que nous avons faits pour y parvenir, nous avons réussi au-delà de nos prétentions, puisqu'il s'est trouvé que le moyen que nous avons employé pour consolider la guérison est propre en même temps à constater que la névralgie a disparu sans retour et, qu'à moins d'une cause nouvelle, on n'a plus à craindre de récidives. Des faits nombreux et d'un haut intérêt le feront apprécier dans le chapitre suivant.

DE L'EMPLOI DE LA STRICHNINE POUR COMPLÉTER LA CURE, OBTENUE PAR LA MORPHINE.

Comme toutes les maladies qui sont plus ou moins empreintes du type rhumatismal, les névralgies sont sujettes aux récidives, surtout lorsqu'elles ont affecté une marche chronique et que leur guérison a été prompte. La névralgie sciatique, calmée et en apparence guérie par un traitement quelconque, ne tarde pas, souvent, à revenir sous l'influence de la moindre cause, et nous ne nous dissimulons pas que, traitée par la méthode endermique, elle ne perd pas cette fâcheuse disposition; peut-être même et le raisonnement, sinon les faits, tendrait à le prouver, l'emploi de cette méthode doit rendre les récidives plus fréquentes. La douleur assoupie et en quelque sorte stupéfiée par l'agent narcotique, peut et doit se réveiller plus tard aussi intense, si le traitement n'a pas été porté assez loin pour la détruire complètement. Comment s'assurer que l'on a atteint le but? A part la faiblesse qu'il conserve encore, le membre paraît dans son état normal; en quelqu'endroit qu'on le presse, en quelque point que l'on interroge la sensibilité du tronc nerveux et de ses divisions, on ne fait éprouver au malade aucun sentiment de douleur. Quelques semaines, quelques mois se passent, et la névralgie se reproduit sans que l'on puisse en accuser une cause légitime. Il était donc important de trouver un moyen qui fit reconnaître dans quelles circonstances la récidive est ou n'est plus à craindre; ce moyen, une longue expérimentation nous l'a fait découvrir dans l'emploi intérieur de la strichnine et des faits multipliés en ont constaté l'efficacité.

Lorsque nous avons commencé a employer la strichnine dans le traitement de la sciatique, nous y avons été conduit par l'analogie que nous trouvions entre la faiblesse que conservait le membre malade après l'extinction de la douleur, et ces demi-paralysies qui survivent pendant tant d'années à des congestions cérébrales lentement résorbées. Les bons effets que nous avons souvent obtenus de la strichnine dans ces cas, nous a fait penser qu'elle devait être efficace pour réveiller la sensibilité du nerf sciatique, émoussée ou pervertie par une maladie longue et douloureuse. Nos premiers essais nous ont montré promptement que nos prévisions étaient rationelles. Dans la plupart des cas, peu de jours de l'emploi de ce médicament ont suffi pour rendre au membre sa force normale, et effacer, soit localement soit dans toute l'économie, jusqu'à la moindre trace de l'influence de l'opium. Mais là ne devait pas se borner tout le service que devait nous rendre la strichnine. Les remarques que nous avons faites sur les effets qu'elle produit sur le membre malade, nous ont amené à trouver dans cet agent thérapeutique, non-seulement un moyen de terminer et de constater la guérison, mais encore de faire prévoir les récidives, et de mettre ainsi sur la voie de les prévenir. Nous nous expliquerons là-dessus en retraçant les effets de la strichnine. Un mot auparavant sur les doses auxquelles nous l'avons administrée.

Doses. Nous donnons le médicament en pilules ; chaque pilule contient un 8me de grain ; nous commençons par une toutes les douze heures, puis nous abrégeons l'intervalle jusqu'à ce que suivant l'effet produit, l'exigence du cas, ou l'idiosyncrasie particulière nous arrivions à 1 grain, et même 1 grain et demi par jour; quelquefois nous avons réussi à augmenter l'effet du médicament en le fractionnant moins. Ainsi lorsque nous étions arrivé à donner huit pilules d'un 8me par jour, nous en donnions quatre d'un quart de grain le lendemain, et les effets obtenus etaient plus énergiques.

Le plus souvent nous n'avons pas été obligé de dépasser la dose d'un demi-grain par jour. Les doses plus élevées ont été assez rares et leurs effets très-remarquables. Nous donnerons les observations où ils sont consignés.

EFFETS DE LA STRICHNINE.

Influence du médicament. Elle est loin d'être aussi prompte que celle de la morphine; il est rare qu'elle se manifeste aux premières doses et, à part quelques exceptions, ce n'est que le second ou le troisième jour qu'elle se révèle brusquement par des *secousses dans le membre malade.* Ces secousses, qui se répètent ordinairement trois à quatre fois seulement dans les premières 24 heures, sont d'abord fugaces et peu intenses; ce sont de véritables élancements douloureux qui suivent le trajet du tronc nerveux et de ses directions, puis elles augmentent de fréquence et de durée à mesure que l'on accroit la dose du remède: plus vives et plus répétées ordinairement la nuit que le jour, elles arrivent au point de reproduire la douleur de la névralgie sciatique telle qu'elle existait avant le traitement. Lorsque les effets de la strichnine sont arrivés à ce point, voici à quoi l'on reconnaît si la guérison de la névralgie a été obtenue ou si, au contraire, la maladie doit récidiver.

Dans le premier cas la douleur que la strichnine a reveillée va chaque jour en s'affaiblissant malgré l'augmentation de la dose du remède. Les secousses continuent toujours, elles augmentent même de fréquence et d'intensité, mais elles finissent par être plutôt incommodes que douloureuses. On peut alors cesser l'usage de la strichnine comme moyen d'épreuve, s'il n'est nécessaire de le continuer pour rendre la force au membre. Dans le second cas, au contraire, la douleur, loin de diminuer, va toujours en augmentant et force bientôt à abandonner le remède; la névralgie sciatique, devenue aussi intense qu'avant le traitement, démontre que la méthode endermique n'a pas été portée assez loin. Dans ces cas nous avons dû en recommencer l'emploi; mais une remarque importante que nous avons faite, c'est qu'alors la maladie, ravivée par la strichnine, avait une marche plus aiguë et plus prompte; la saturation par l'opium était plus facile à obtenir et la strichnine, employée de nouveau, nous a toujours alors rassurés sur l'éventualité d'une seconde récidive.

Cette remarque que j'ai qualifiée d'importante, l'est en effet, et m'a, par la suite, servi plusieurs fois à abréger la cure de névralgies très-anciennes en les faisant revenir à l'état aigu par l'administration de la strichnine, leur traitement alors n'exigeait ni autant de temps, ni une quantité aussi considérable de morphine par la voie endermique.

Revenons aux effets de la strichnine. Il est essentiel de noter que la douleur que déterminent dans le membre les secousses produites par la strichnine n'a pas toujours le même caractère. Le plus souvent, comme nous l'avons dit, elle consiste dans des élancements douloureux, quelquefois passagers, d'autrefois plus durables, et qui sont analogues à ceux de la névralgie. Dans d'autres cas, la sensation qu'éprouve le malade est absolument semblable à une secousse électrique ressentie dans le tronc nerveux malade, et jusque dans ses dernières ramifications. Lorsque la dose de la strichnine a été portée assez loin ou quand on agit sur des individus facilement impressionnables, ce n'est pas seulement à la partie malade que cette sensation est éprouvée, et plus d'une fois il nous est arrivé en abordant les malades dans un moment où ils paraissaient calmes, de provoquer des secousses violentes par l'approche de notre main d'une partie quelconque de leur corps et même sans contact immédiat.

Si, le plus souvent, les secousses sont bornées aux parties qui avaient été le siége de la névralgie, lorsque l'on force la dose de la strichnine, elles ne s'arrêtent pas là, elles se font sentir au membre supérieur du même côté; puis elles gagnent les membres opposés, les muscles des gouttières vertébrales, de l'abdomen, et déterminent de véritables accès de tétanos général qui, chez trois de nos malades, a duré plusieurs heures, non sans nous donner quelques inquiétudes, notamment pour l'un d'eux que la violence des secousses précipitait hors de son lit. Hâtons-nous de dire cependant que ces symptômes, qui paraissent formidables, se calmaient ou du moins s'atténuaient par la simple ingestion d'eau froide ou glacée. Chez aucun de nos malades les secousses tétaniques n'ont envahi les muscles de la respiration.

Quoique nous nous soyons convaincus qu'il n'est pas nécessaire, pour le complément du traitement de la sciatique, de porter l'emploi de la strichnine au point de déterminer les effets que nous venons de rapporter. Cependant nous ne nous sommes jamais repenti d'avoir quelquefois forcé les doses de ce médicament, parce que cela ne nous est jamais arrivé que lorsque la maladie très-ancienne et le traitement par la morphine très-prolongé avaient laissé en quelque sorte le membre dans un état de demi-paralysie.

Plus tard, lorsque nous avons employé la strichnine pour le traitement d'une autre névrose (la danse de saint Guy), nous nous sommes convaincus que pour arriver à la cure complète il fallait le plus souvent déterminer des accidents tétaniques, ainsi qu'on le verra dans les observations que nous citerons à la fin de ce travail.

Une autre particularité que nous a présenté la douleur occasionnée par les secousses produites par la strichnine est la suivante : Chez quelques malades cette douleur était caractérisée par une sensation brûlante et cuisante dans tout le trajet du nerf, avec chaleur très-vive perçue seulement par le malade dans la totalité du membre. Nous avons cru apercevoir que ce phénomène se rencontrait spécialement surtout dans les névralgies essentiellement rhumatismales, c'est-à-dire qui avaient succédé à des rhumatismes partiels ou généraux.

Les effets de la strichnine ne s'épuisent pas tout entiers dans la partie malade, ils retentissent plus ou moins et sous d'autres formes dans le reste de l'économie. En première ligne, ils rétablissent d'une manière très-prompte l'appétit et les forces digestives qui souvent avaient été compromis par la morphine. Au bout de quelques jours, nous avons toujours vu les malades manger avec une voracité remarquable et les digestions se faire très-facilement. Chez quelques-uns, la diarrhée s'est établie mais sans durer plus de deux à trois jours; chez d'autres, nous avons observé un prurit semblable à celui que détermine la morphine, mais sans aucune éruption cutanée.

L'influence de la strichnine, peu sensible sur la circulation, excepté cependant quand les doses étaient élevées, s'est plusieurs fois fait sentir au cerveau, et souvent des vertiges semblables à ceux qu'occasionne la morphine nous en ont fait suspendre l'administration.

Un autre phénomène qui est loin d'avoir été constant, mais que nous avons constaté chez quelques individus, c'est que la strichnine a éveillé chez eux des désirs érotiques manifestés par de fréquentes érections.

Passant maintenant à l'application clinique, nous donnerons d'abord une seule observation qui sera en quelque sorte une espèce de spécimen des cas les plus ordinaires de notre pratique. Les faits que nous citerons plus tard auront leur intérêt spécial.

NÉVRALGIE SCIATIQUE DROITE.

SEPTIÈME OBSERVATION.

Chantre, Claude, employé à l'octroi, âgé de 37 ans, entré, le 19 janvier 1839, à l'Hôtel-Dieu, salle Saint-Charles, n°, 37, malade depuis deux mois.

« Cet homme a contracté sa maladie en couchant la « nuit sur la terre pendant son service à la Douane : il « est vigoureux et n'a d'autre mal que la névralgie. La

« douleur s'étend le long du trajet le long du nerf scia-
« tique jusqu'au creux du jarret seulement ; elle est
« intermittente avec irrégularité, fait boîter habituelle-
« ment le malade et rend quelquefois la marche tout-à-
« fait impossible ; les parties molles de la face postérieure
« de la cuisse sont douloureuses au toucher.

« Du 20 janvier, lendemain de l'entrée du malade à
« l'Hôtel-Dieu, jusques et y compris le 23, cinq vésica-
« toires sont appliqués successivement au-dessous de la
« fesse et à la partie postérieure de la cuisse, et *vingt*
« *grains* d'hydro-chlorate de morphine sont absorbés
« pendant ces quatres jours. Dès le second, la douleur
« n'existait plus qu'au creux du jarret où elle était bien
« faible ; le 23 elle avait disparu complètement.

« *Symptômes produits par l'opium.*—Influence en une
« minute ; la ligne d'absorption passe par l'estomac où
« elle cause de la douleur ; sueurs presque instantanées
« accompagnées de prurit ; chaleur à la face ; somno-
« lence sans sommeil ; rêvasseries ; nausées ; deux vo-
« missements ; diminution de la sécrétion urinaire ;
« soubresauts musculaires ; secousses dans les mem-
« bres ; une secousse tellement forte au milieu du dos
« sur la colonne vertébrale, que le malade se retourne
« vivement, croyant que son voisin lui a donné un coup
« de poing.

« La cuisse pressée avec force ne présente plus de
« douleur, le malade marche, mais avec peine, à cause
« de la faiblesse du membre ; le 24 et le 25 nous lui don-
« nons 2 *et* 3 *pilules d'un huitième de grain* de strichnine
« qui ne produisent aucun symptôme. Les 26, 27, et 28
« 4 *et* 5 *pilules*. Une démangeaison très-vive se fait sen-

« tir à la cuisse malade. Le 29, 6 *pilules* produisent des
« secousses avec douleur. Le 30, 7 *pilules*; secousses
« plus fortes, douleurs analogues à celles de la névralgie.
« Le 31, 8 *pilules*; secousses plus fortes encore, douleurs
« moindres. — A dater de ce jour jusqu'au 5 février
« nous diminuons successivement la dose de la strichnine : la douleur décroît rapidement et les secousses
« finissent par être tout-à-fait indolores. La force et la
« souplesse étant complètement rendues au membre, le
« malade sort de l'hôpital. Sa névralgie n'a demandé que
« quatre jours de traitement, mais il en a fallu quinze
« pour rendre au membre toute la force que la maladie
« lui avait enlevée.

J'ai choisi cette observation de préférence à d'autres plus simples, sans doute, par rapport à la particularité que j'ai signalée, les secousses violentes occasionnées par la morphine. Si ces secousses ne s'étaient pas fait sentir que dans le membre malade nous n'aurions pas eu besoin d'employer la strichnine, la force serait revenue au membre en même temps que la douleur aurait disparu. — Quelques observations que je citerai plus bas m'autorisent à le penser.

Dans l'observation suivante, le traitement a duré quinze jours ; il en a fallu neuf pour enlever la douleur, six ont suffi pour rendre au membre sa force première. — La dose du sel de morphine employée a été énorme, mais nous nous sommes assuré qu'il était sophistiqué et que son absorption était très-imparfaite.

NÉVRALGIE SCIATIQUE DROITE.

HUITIÈME OBSERVATION.

Guicher, Benoît, âgé de 30 *ans, journalier, domicilié à Fézin (Isère), entré à l'Hôtel-Dieu, salle St-Charles, n°* 19, *le* 15 *janvier* 1839, malade depuis trois mois et demi.

« Cet homme a contracté la maladie en couchant pen-« dant un mois sur la terre dans un hangar ouvert. « Chaque matin en s'éveillant il éprouvait, dans la « hanche droite, un sentiment de froid, de raideur et de « contusion. Au bout de quinze jours une douleur con-« stante s'établit tout le long du trajet du nerf sciatique « et de ses divisions; elle produisit la claudication, et « plus d'une fois la chute du malade, quand il voulait « s'appuyer trop fortement sur le membre affecté. — A « son entrée à l'hôpital, les douleurs sont lancinantes, « augmentées par les efforts de toux et de défécation, « irrégulièrement intermittentes; elles s'aggravent aux « variations atmosphériques, mais sans produire de sen-« sation de froid.

« Du 15 au 24 janvier, seize vésicatoires au marteau « sont appliqués, et dans ce court espace de temps « 57 *grains* de sel de morphine sont employés, mais « nous avons déjà fait observer que ce sel n'était pas « pur; néanmoins à cette époque la douleur, qui avait « insensiblement diminué, a complètement disparu; il « ne reste plus que de la raideur et de la faiblesse dans le « membre; les effets de l'opium n'ont rien présenté de « remarquable.

« Nous laissons reposer le malade pendant un jour et, « le 25, 2 *pilules de strichnine* sont administrées, 3, *le* 26, « sans aucun effet, 4 *et* 5 *le* 27 *et* 28, secousses et dou- « leurs, 6 *le* 30; secousses plus fortes, douleurs moin- « dres, la diarrhée qui s'établit nous fait interrompre le « remède pendant 24 heures. — Nous revenons au pi- « lules, le 30, les secousses qu'elles déterminent ne sont « plus douloureuses, la force est rendue au membre, « nous continuons la strichnine par doses décroissantes « et le malade sort guéri. »

Dans l'observation suivante, la maladie, compliquée d'abord d'une affection rhumatismale, est guérie par les bains de vapeurs; reproduite ensuite par la même cause et sans complication, le même traitement échoue et la méthode endermique, suivie de la strichnine à l'intérieur, amène une guérison qui depuis ne s'est pas démentie.

NÉVRALGIE SCIATIQUE DOUBLE.

NEUVIÈME OBSERVATION.

Chardonnat, Jules, âgé de 19 *ans, serrurier, né à Auxerre, entré le* 6 *octobre* 1838, *salle St-Charles, n*° 31, *malade depuis un mois.*

« Ce jeune homme, d'une constitution sèche et vigou- « reuse, contracta, en 1836, à la suite d'un travail sur « l'Yonne, des douleurs dans les deux hanches qui s'ir- « radièrent en suivant le trajet des nerfs sciatiques jus- « qu'au talon. Les genoux et les pieds étaient douloureux « au toucher, rouges et tuméfiés. Un traitement par les

« bains de vapeurs qui dura deux mois eut un succès « qui ne se soutint que pendant deux ans. Depuis un « mois, la névralgie s'est manifestée de nouveau à la suite « d'un refroidissement et, comme la première fois, elle « occupe la face postérieure des deux membres, mais « elle ne s'accompagne ni de gonflement articulaire, ni « d'aucun symptôme inflammatoire extérieur. Les dou- « leurs lancinantes sont augmentées par les temps hu- « mides, elles sont égales la nuit et le jour. La marche, « quoique difficile, est encore possible, mais par inter- « valle l'exaspération de la douleur force le malade à « garder le lit.

« Dans le but d'expérimenter si le traitement anti- « rhumatismal, qui avait réussi dans la première affec- « tion aurait le même succès sur celle-ci qui n'en pa- « raissait être qu'une modification, nous soumîmes le « malade pendant dix jours au traitement suivant : *Ti- « sane sudorifique, potion avec la poudre de Dower et « un bain de vapeur quotidien.* Ces moyens, loin d'a- « mener un soulagement, même passager, ne firent « qu'exaspérer les douleurs et les rendre continues d'ir- « régulièrement intermittentes qu'elles étaient ; dès-lors « nous dûmes penser que cette affection, primitivement « rhumatismale, s'était convertie en névralgie simple, « en se dépouillant de tous ses symptômes inflamma- « toires extérieurs, et nous lui opposâmes le traitement « endermique. Le 17 décembre, 8 vésicatoires sont pra- « tiqués sur les lombes et aux hanches, on les soupoudre « de 4 *grains* de sel de morphine, le 18, 6 *grains*, « le 19 et le 20, 8 et 9 *grains;* 10 nouveaux vésicatoires « aux cuisses et aux jambes ; les douleurs ont aban-

« donné les lombes, les branches et les cuisses ; elles ne « se font plus sentir que dans les jambes. »

Symptômes produits par l'opium.—Influence du médicament ressentie au bout de deux minutes. —Ligne d'adsorption manifestée par un fourmillement qui suit la colonne vertébrale et se porte vers la tête. Céphalagie et vertiges, somnolence, réveil en sursaut, le malade rêve qu'il est sur le bord d'un précipice et qu'il y tombe. — Nausées, 4 vomissements le premier jour et 2 le second. — Sueurs et démangeaisons générales.—Suspension des urines. Constipation légère.

La douleur cependant, avons-nous dit, persistait encore aux jambes; le malade nons paraissant assez saturé de morphine, nous voulûmes expérimenter l'effet que produirait la strichnine tant sur les parties qui n'étaient plus douloureuses que sur celles qui l'étaient encore, espérant un résultat satisfaisant; et du 20 décembre au 1er janvier nous administrâmes des pilules d'un 8me de grain. Voici ce qui arriva dès les premiers jours : les douleurs des hanches, des lombes et des cuisses se réveillèrent et celles des jambes et des pieds s'exaspérèrent; au 1er janvier il n'y avait plus ni raideur ni faiblesse ni douleurs dans la partie supérieure du membre ni dans les lombes, mais la névralgie persistant dans les jambes et les pieds, il fallut revenir au sel de morphine; le 2 janvier 9 vésicatoires sont appliqués sur les jambes, 10 *grains* de sel de morphine sont successivement absorbés dans la journée; le 3 et le 4, 11 *et* 12 *grains*, le 5, 10 nouveaux vésicatoires au marteau sur les jambes, 10 *grains*; le 5 et 6 même dose de morphine, 4 vésicatoires sur les côtés des pieds, les douleurs ont successivement disparu et dans la soirée du 6 elles n'existent plus ; mais la raideur et la faiblesse quoiqu'auparavant singulièrement modifiées par les premières doses de strichnine ont reparu. Nous laissons reposer le malade le 7 et nous lui administrons le 8 et le 9 *deux pilules* d'un 8me de grain de strichnine, 3 *le* 10; jusque-là le médicament n'avait produit aucun phénomène; mais ce jour-là le malade éprouve quatre secousses dans les cuisses et les jambes, chaque secousse est accompagnée d'un élancement douloureux, rapide, parfaitement identique à la douleur névralgique ; le 11, 4 *pilules*, nombreuses secousses dans tous les membres, celles des membres inférieurs seules sont accompagnées de douleur, mais elle est moindre que la veille ; les jours suivants jusqu'au 15 nous augmentons successivement le nombre des pilules que nous portons *jusqu'à* 7 ; affaiblissement progressif des douleurs en raison du nombre et de la force des secousses; le 16, secousses presque continuelles, plus de douleur, guérison complète.

Pendant cette dernière période du traitement, l'influence de la strichnine a été beaucoup plus forte durant la nuit que pendant le jour.

La cure a exigé un traitement de vingt-meuf jours, 25 vésicatoires ont été appliqués, 90 grains de sel de morphine absorbés et six grains de strichnine administrés à l'intérieur.

Il peut paraître étonnant qu'une maladie qui ne datait que d'un mois et qui ne paraissait pas très-intense ait demandé un pareil déploiement de moyens énergiques, mais si l'on considère d'abord que la névralgie était double et surtout si l'on se rappelle qu'elle avait succédé à une affection de nature essentiellement rhumatismale, qu'elle-même en avait aussi le cachet, et qu'un traitement par les bains de vapeurs avait été infructueux, on cessera d'être surpris de la voir si rebelle; plus d'une fois dans de semblables circonstances il nous est arrivé de rencontrer une pareille opiniâtreté dans la résistance de la névralgie et toujours nous en avons triomphé par la persévérance et l'énergie du traitement.

Dans l'observation que nous allons rapporter, le traitement a été plus long encore, la douleur cependant a résisté moins long-temps, mais ce qu'elle offre d'intéressant, c'est que la strichnine employée, lors même qu'il existait encore de la douleur dans la partie inférieure du membre, a néanmoins eu un succès complet.

NÉVRALGIE SCIATIQUE DROITE.

DIXIÈME OBSERVATION.

Mauclair, Réné, âgé de 25 *ans, forgeron, né à Cérens, (Sarthe), domicilié à Lyon; entré à l'Hôtel-Dieu, salle St-Charles, n°* 14. *le* 26 *novembre* 1843, malade depuis 15 mois.

« A la suite d'un refroidissement, ce malade fut pris « d'un lombago fixé au-dessus de la hanche gauche et qui « dura six mois, puis la douleur se transporta à la partie « moyenne des lombes; enfin abandonnant cette région « elle est venue s'arrêter sur le nerf sciatique droit dont « elle suit le trajet jusqu'au genou exclusivement. La né- « vralgie occupe ce dernier siége depuis deux mois. Il

« n'y a aucun gonflement, la douleur est lancinante, « avec des intermittences très-courtes, les temps humi- « des et le repos dans le lit l'exaspèrent. Le malade mar- « che avec peine, il est penché du côté affecté; le membre « est à la fois faible et douloureux.

« Nous commençons le traitement le 29 novembre, « 4 vésicatoires sont pratiqués sur la hanche gauche, « 4 *grains* de sel de morphine sont étendus sur leur sur- « face, 4 *grains* le 30, et 5 le 1er décembre. *Démangeai-* « *sons, sueurs, nausées, dysurie, constipation, vertiges,* « *somnolence*; la douleur a diminué d'une manière sen- « sible; le 2, 5 vésicatoires sont placés à la hanche et le « long de la cuisse, et jusqu'au 5 les surfaces dénudées « absorbent chaque jour de 8 *à* 10 *grains* de sel de mor- « phine. Les symptômes de l'opium persistent sans aug- « menter beaucoup d'intensité. Il n'y a plus de douleur « à la hanche, celle de la cuisse va toujours en s'affai- « blissant, mais les jambes et les pieds qui jusqu'alors « n'avaient éprouvé aucune atteinte de la névralgie en « sont affectés à leur tour.

« Du 6 au 10, 6 vésicatoires sur la cuisse et le mollet, « chaque jour de 10 *à* 12 *grains* d'hydrochlorate de mor- « phine. Disparition de la douleur dans la cuisse; mais « dans la nuit et à de long intervalles des élancements « rapides se font sentir dans la jambe. Le membre « conserve de la raideur et de la faiblesse.

« Nous avons cru devoir borner là le traitement par la « morphine et sans doute nous avons eu tort, quelques « jours de persistance de plus auraient abrégé la durée « de la maladie. Mais encouragés par des succès que nous « avions obtenus par la strichnine, lors même que la dou-

« leur considérablement affaiblie se réveillait encore par « moments, nous avons laissé reposer le malade pendant « trois jours, et les 13 et 14 nous lui avons administré « deux pilules de strichnine, 3 le 15. Sous l'influence du « médicament les douleurs se renouvellent dans tous « le membre, elles sont continues et augmentent avec les « secousses qui commencent à se manifester.

« Les 16 et 17, 4 pilules; les douleurs cessent d'être « continues et celles qui accompagnent les secousses « sont moins aiguës, l'appétit est immodéré.

« Du 18 au 29, augmentation progressive des pilules « tous les trois jours; les secousses sont de moins en moins « douloureuses et bientôt elle ne réveillent de la douleur « que dans les hanches. Les 30 et 31 nous laissons reposer « le malade qui éprouve des vertiges sous l'influence de « la strichnine.

« Du 1er jauvier au 8, nous revenons à la strichnine en « commençant par deux pilules et n'allant pas plus loin « que 4. La douleur de la hanche s'affaiblit de plus en plus, « finit enfin par s'éteindre et les secousses qui sont rede-« venues assez fortes ne paraissent pas la réveiller. — « Le malade est guéri. — Le traitement a duré trente-« huit jours; 19 vésicatoires ont été appliqués, 32 grains « de sel de morphine absorbés et le nombre de pilules « porte à neuf grains la strichnine qui a été administrée.»

Malgré le succès que nous avons obtenu dans ce cas et dans quelques autres analogues, nous persistons à croire qu'il est plus rationel d'attendre, pour recourir à la strichnine, que la douleur soit complètement éteinte dans le membre, et que l'on ne doit tenir une conduite différente qu'alors que les effets de la morphine sont trop énergiques ou que le malade répugne d'une manière invincible à la continuation de l'emploi de ce moyen.

Il est assez remarquable que très-souvent la névralgie sciatique succède au lombago et que rarement le contraire a lieu. Cette transmission d'une affection musculaire rhumatismale à un tronc nerveux, est assez difficile à comprendre, vu le défaut d'analogie des tissus, aussi plus d'une fois nous avons pensé que dans un très-grand nombre de lombago il n'y a nullement affection musculaire, mais il existe une névralgie sur les nerfs lombaires. Quelquefois ces deux affections se rencontrent simultanément et dans ces cas les bains et douches de vapeur amènent du soulagement; mais lorsque la névralgie lombaire existe seule, il est rare que ces moyens ne réussissent pas à l'exaspérer.

Nous choisissons entre plusieurs le fait suivant pour appuyer cette opinion :

NÉVRALGIE SCIATIQUE DROITE.

ONZIÈME OBSERVATION.

Croiset, Jean, cultivateur, âgé de 45 ans, né et domicilié à Pavegrin (Loire), entré à l'Hôtel-Dieu, salle Saint-Charles, n° 45, le 12 décembre 1838, malade depuis six mois.

« La maladie a débuté par un lombago que cet homme « contracta au commencement de juillet en couchant « dans une écurie dont la porte était restée ouverte. Ce « lombago dura jusqu'au 1er novembre, époque à laquelle « la douleur abandonna les lombes pour envahir la cuisse

« droite où elle suivit le trajet du nerf sciatique jusqu'à « ses dernières ramifications. Le caractère de cette né- « vralgie est celui de toutes celles que nous avons indi- « quées jusqu'à présent quant à la nature des douleurs.

« Les emplâtres de thérébentine, les frictions avec « des liniments vésicants, les bains de vapeurs simples « et aromatiques ont été précédemment employés sans « succès.

« Le malade à son entrée à l'Hôtel-Dieu peut marcher « sans bâton, mais il boîte considérablement.

« Le traitement est commencé le 13 décembre par 4 « vésicatoires à la hanche et 3 *grains* de sel de morphine. « — 5 *grains* le 14. Le 15, 5 nouveaux vésicatoires à la « cuisse, 6 *grains*. Dès le premier jour, la douleur a « diminué de moitié dans la hanche, elle a abandonné « cette région le 15, c'est-à-dire le troisième jour.

« Les symptômes déterminés par la morphine n'ont « rien offert de bien remarquable.

« Le 16, 8 *grains*, le 17, 3 vésicatoires au mollet; « 8 *grains*; diminution notable dans la douleur de la « cuisse, celle de la jambe et du pied persiste.

« Le 18, 8 *grains*, 2 vésicatoires près des malléoles. « La douleur a cessé dans la cuisse, les effets de l'opium « se prononcent davantage et, le 19, 7 *grains* de sel de « morphine amènent la cessation complète de la névralgie « dans tout le membre qui ne conserve plus que de l'en- « gourdissement et de la faiblesse.

« Du 20 au 25, 24 pillules d'un huitième de grain de « strichnine sont administrées en commençant par deux « et augmentant progressivement la dose; l'effet du re-

« mède ne se prononce que le cinquième jour par quinze
« ou vingt secousses qui réveillent la douleur.

« Les 26 et 27, 7 pilules, secousses moins doulou-
« reuses. — Le 28, 8 pilules, 9 le 29, 10 le 30; les
« secousses deviennent de plus en plus fortes, mais la
« douleur a disparu, le membre a repris sa force et sa
« souplesse. Nous gardons le malade jusqu'au 7 janvier;
« il marche avec facilité, ne boîte plus et n'éprouve
« plus aucune douleur.

Le traitement a duré vingt-cinq jours, 49 *grains* de sel de morphine ont été absorbés par 14 vésicatoires et 8 *grains* et un huitième de strichnine ont été administrés.

La mobilité est un des caractères propres surtout aux névralgies. Il n'est pas rare de voir cette affection se déplacer au bout d'un certain temps et se fixer sur une autre partie du même système. C'est alors surtout qu'il est difficile de s'assurer de la solidité de la guérison. Dans l'observation que nous allons citer, la névralgie a envahi successivement pendant dix ans trois points différents sans pour cela qu'il y ait eu interruption dans la douleur, seulement elle se déplaçait et à mesure qu'elle quittait une partie elle sévissait sur une autre. Dans un espace de temps très-court le traitement endermique complété par la strichnine a guéri la maladie qui n'a pas reparu depuis.

NÉVRALGIE SCIATIQUE DOUBLE.

DOUZIÈME OBSERVATION.

Vernay, Antoine, cultivateur, âgé de 54 ans, domicilié à Vaise, entré à l'Hôtel-Dieu, salle St-Charles, n° 14, le 11 janvier 1839, malade depuis deux ans.

« Cet homme contracta en 1829, dix ans avant son « entrée à l'Hôtel-Dieu, en couchant dans une chambre « humide, une douleur dans la tête qui, par les symp- « tômes dont il nous fait la description, offrait tous les « caractères de la névralgie. Cette douleur persista jus- « qu'en 1839, époque à laquelle elle abandonna son « siége primitif pour se porter dans les lombes où elle « résida quelques mois, puis elle envahit la cuisse droite « d'abord et la gauche ensuite. Aujourd'hui elle est « bornée à ces trois régions et ne s'étend pas au-delà « des genoux. Elle occupe le trajet des nerfs sciatiques; « assez souvent rémittente, elle présente de rares et « courtes intermittences. Moins forte la nuit que le jour, « les variations atmosphériques ont peu d'influence sur « elle. Sa manifestation a lieu par des élancements vio- « lents et rapides. La marche est très-pénible et dou- « loureuse. Le malade n'a été soumis à aucun traitement « antécédent.

« Le 12 janvier nous commençons le traitement ender- « mique par 5 vésicatoires au marteau et 5 *grains* de sel « de morphine. La dose était forte, les effets furent rapides « et énergiques, l'influence de l'opium se fit sentir en une « minute et demie; la ligne d'absorption suivit la colonne

« vertébrale. — Vertiges, somnolence, sueur abon-
« dante, prurit au nez seulement avec tendance irrésis-
« tible à tirer cet organe avec les doigts.—Le malade vo-
« mit seize fois. Il n'avait pas avoué, quoiqu'on le lui eut
« demandé, qu'il avait mangé une demi-heure aupara-
« vant.

« Le 13, 4 *grains* seulement. Les symptômes de l'o-
« pium continuent, mais la douleur a déja diminué d'une
« manière notable; la marche est plus facile, les mem-
« bres se meuvent sans douleur.

« Le 14, 4 nouveaux vésicatoires, 6 *grains*. La ligne
« d'absorption passe par l'estomac dans lequel le ma-
« lade éprouve passagèrement de la douleur; il n'y a
« plus ni nausées ni vomissements, mais il y a cons-
« tipation, prurit au nez et au-dedans des cuisses,
« sueurs.

« Le 15, 6 *grains*. Les douleurs diminuent rapide-
« ment et s'éteignent tout-à-fait le 16 sous 7 grains de
« sel de morphine. Il n'y a plus que de la faiblesse et un
« engourdissement assez marqué dans les deux extré-
« mités inférieures.

« Du 17 au 21 janvier, 21 pilules de strichnine sont
« progressivement administrées; dans les premiers jours
« les secousses qu'elles déterminent sont douloureuses,
« puis elles finissent par ne réveiller aucune sensation
« pénible; il n'y a plus ni raideur ni faiblesse dans le
« membre; le malade marche avec facilité et sort de
« l'hôpital le 22. »

Nous revîmes cet homme quelques mois après; la névralgie ne s'était reproduite ni sur les nerfs sciatiques ni sur aucune autre partie.

Un fait important à noter, c'est que chez ce malade la douleur névralgique stupéfiée en quelque sorte par les premières doses d'opium, ne s'est pas portée sur les divisions des nerfs sciatiques en s'étendant aux jambes et aux pieds comme dans la plupart des autres cas, et qu'elle a diminué successivement et en même temps dans les deux membres à la fois. Jusque-là nous avions presque toujours observé que lorsque la névralgie occupait les deux cuisses, le côté primitivement affecté était toujours le dernier guéri.

Chez ce malade on voit qu'une affection qui datait de dix ans, puisque la névralgie sciatique avait succédé sans interruption à une névralgie crânienne, a été guérie en neuf jours par 28 grains d'hydro-chlorate de morphine étendus sur 13 vésicatoires, et le traitement complété par 2 grains 58e de strichnine.

Nous terminerons cette série d'observations par un fait dans lequel la strichnine a produit des effets que nous n'avons retrouvé portés au même degré chez aucun de nos malades, du moins chez ceux auxquels nous avons administré ce médicament pour compléter la guérison de névralgies sciatiques. On verra dans cet exposé que si, malgré les symptômes presqu'alarmants qu'elle suscita, nous avons persisté dans son emploi, avec toutes les précautions nécessaires, néanmoins, c'est que le bon effet local qu'elle produisait nous y a déterminé, et que le malade lui-même nous encourageait à poursuivre l'œuvre de sa guérison qu'il n'avait jamais cru possible, depuis tant d'années que durait la névralgie qui le privait à peu près de l'usage d'un membre.

NÉVRALGIE SCIATIQUE DROITE.

TREIZIÈME OBSERVATION.

Gilbert (Claude), journalier, âgé de 37 ans, demeurant à Neuville (Rhône), entré à l'Hôtel-Dieu, salle St-Charles, n° 97, le 27 octobre 1838, malade depuis 7 ans.

« Ce malade, d'une constitution athlétique, eut, il y a « huit ans, un rhumatisme fixé au coude gauche et qui « céda aux antiphlogistiques. Deux mois après il sur- « vint, sans rougeur ni gonflement, une douleur à la « jambe du même côté. Après huit mois, à la suite de « l'usage des bains de mer, cette douleur abandonna la « jambe et envahit les deux hanches, puis elle quitta « spontanément la hanche gauche au bout de quelques « mois et se fixa définitivement sur tout le membre in- « férieur droit, où elle existe à l'entrée du malade à l'hô- « pital et dans lequel elle suit le trajet du nerf sciatique « jusqu'au pied exclusivement. La douleur est lancinante, « intermittente avec irrégularité, augmentée par la cha- « leur du lit, s'exaspérant très-peu par la pression, re- « doublée par la situation assise, soulagée par la position « droite, plus intense par les temps humides. Elle s'ac- « compagne d'un sentiment de froid dans le membre et « de crispation musculaire. Depuis plusieurs années, le « malade boîte considérablement et ne fait péniblement « quelques pas qu'en s'appuyant sur un bâton.

« Dans le laps de temps qui a précédé l'entrée du ma- « lade à l'hôpital, de nombreux traitements avaient « échoué. Ainsi, indépendamment des sangsues, des vé-

« sicatoires volants et des frictions de toute espèce, deux « bains dans le marc de raisin, douze bains dans le sang « de bœuf et cinquante bains de vapeurs aromatiques « avaient été infructueusement administrés conjointe- « ment avec les tisanes sudorifiques. La méthode ender- « mique nous parut devoir réussir. Elle n'a pas trompé « nos espérances.

« Le 31 octobre, 2 vésicatoires sont appliqués à la « hanche et 2 *grains* de sel de morphine étendus sur « la peau dénudée.

« Le 1er novembre, 4 nouveaux vésicatoires tant à la « hanche qu'à la cuisse, 4 *grains*.

« Le 2, 2 vésicatoires au mollet, 5 *grains*. La douleur « existe encore sur tout le membre, mais elle a considé- « rablement diminué d'intensité. Les symptômes de l'o- « pium sont assez prononcés ; en voici le tableau : *Ligne « d'absorption ascendante par la colonne vertébrale, cha- « leur à la tête, vertiges, injection passive de la conjonc- « tive oculaire, sommeil avec réveil en sursaut, sueur lé- « gère, prurit général, pas de nausées, demi-paralysie de « la vessie sans diminution de la sécrétion, constipation.*

« Le 3, 5 *grains*, la douleur abandonne la hanche et « la cuisse ; elle n'existe plus qu'au mollet.

« Le 4, 2 vésicatoires au mollet, 6 *grains*.

« Le 5, 6 *grains*. La douleur est si légère que le ma- « lade ne sait s'il doit l'attribuer à la névralgie ou aux « plaies des vésicatoires.

« Le 6, une douleur vive se réveille à la partie anté- « rieure et externe de la jambe, dans une étendue de « quatre pouces en longueur sur un pouce de largeur « Trois vésicatoires sont placés dans cette région et

« recouverts de 6 *grains* de sel de morphine, cette « même dose est continuée le 7 et le 8. Le 9, la douleur « a diminué, mais faiblement. Depuis ce jour jusqu'au « 16, nous pratiquons sur ce point 20 vésicatoires, et « nous faisons absorber avec le plus grand soin 25 *grains* « d'hydrochlorate de morphine. La douleur est déna-« turée mais non éteinte, il n'y a plus d'élancements « douloureux, mais le malade souffre comme si la jambe « avait une plaie contuse. Tout le membre est engourdi, « raide et si faible que cet homme marche penché sur le « côté où sévissait la névralgie, et en traînant le pied « comme s'il existait une demi-paralysie. »

« Dix-sept jours se sont écoulés depuis le commence-« ment du traitement, et quoique la douleur n'ait pas « complètement disparu du membre, la sensation par-« ticulière que le malade y éprouve nous fait juger que « la névralgie est arrêtée, et qu'il ne nous reste plus à « combattre que l'énervation produite par la durée du « mal, et peut-être aussi par l'énergie du traitement.»

« Du 19 au 24, nous administrons 23 pilules d'un « 8e de grain de strichnine; le malade n'éprouve aucun « symptôme, pas la moindre secousse. »

« Le 25, deux pilules d'un quart de grain, une le « matin et une le soir. Les jours suivants trois pilules « d'un quart de grain par jour, une toutes les huit « heures, ne produisent aucun effet. »

« Le 29, à minuit, le malade, qui dormait profondé-« ment, se réveille en poussant un cri ; il éprouve du « trismus, un tremblement continuel et violent de tout « le côté du corps correspondant au membre affecté. La « tête elle-même s'agite, mais le malade sent que la

« cause qui la fait mouvoir, ne porte son action que sur « le côté droit. Les parties en proie à cette singulière « convulsion, sont devenues subitement très-doulou- « reuses; le toucher seul exaspère la douleur; cette « crise continue le 30, mais elle est moins forte dans la « tête, le bras et la cuisse. Le 1er décembre, elle cesse « partout, excepté à la jambe et au pied; le 2, à une « heure après minuit, il n'en reste plus de vestiges. Le « malade, qui depuis 50 heures, n'avait pas eu un « moment de repos ni de sommeil, s'endort profondé- « ment; à 5 heures du matin il se réveille, pressé par « le besoin d'uriner, il quitte brusquement son lit, et « s'émerveille de ne plus trouver dans son membre si « long-temps malade, ni douleur, ni raideur, ni faiblesse. « Il se promène dans la salle, et attend notre visite « debout au pied de son lit, afin de nous montrer « l'heureux changement qui s'était opéré dans son état, « et auquel il ne pouvait pas croire, quoique nous le lui « eussions annoncé pendant la durée de la crise qu'il « avait éprouvée. »

« Quatre jours après, la douleur reparaît mais bien « moins vive à la partie antérieure externe de la jambe. « Le malade nous sollicite de reprendre le traitement « par la strichnine, décidé à supporter s'il le faut une « nouvelle crise semblable à la première, pour achever « la guérison. Nous cédons à ses instances, mais en « diminuant de beaucoup les doses, et du 6 au 30, « nous administrons progressivement 96 pilules du poids « d'un 8e de grain.

« La tolérance du médicament s'est établie jusqu'à « un certain point; il y a des secousses, mais leur nombre

« n'est pas proportionné à la dose du remède. Encore « douloureuses dans le début de la reprise du traitement, « long-temps avant le 30, elles ne réveillent plus dans « le membre aucune sensation de douleur, et si nous « continuons encore pendant quelques jours la strichnine, « ce n'est que pour nous mettre en garde contre une « récidive possible. Le malade quitte l'hôpital le 31 « décembre, après avoir fait l'essai de ses forces en par- « courant au pas de course les cours de l'établissement. « Nous avons eu de ses nouvelles plusieurs mois après, « la névralgie n'avait pas reparu.

« Le traitement a duré deux mois. 33 vésicatoires « ont absorbé 59 grains d'hydrochlorate de morphine, « et la dose énorme de 19 grains de strichnine a été « administrée.»

Dans les faits que nous avons cités jusqu'à présent, on n'a vu que des sciatiques simples ou doubles, mais sans aucune autre complication ; ce sont en effet les cas qui se sont présentés à nous le plus fréquemment. Cependant la névralgie n'occupe pas toujours un siége aussi limité et si nous l'avons vue souvent dans son caractère de mobilité qui appartient aux affections nerveuses, se porter brusquement d'un membre à un autre, il nous est arrivé quelquefois de la trouver constante dans les divers siéges qu'elle occupait, et d'être obligé de la poursuivre et de l'éteindre successivement dans tous. L'observation suivante en offrira un exemple remarquable aussi sous d'autres rapports.

NÉVRALGIE SCIATIQUE ET BRACHIALE DOUBLE.

QUATORZIÈME OBSERVATION.

Caillot, Pierre, âgé de 39 *ans, jardinier à Venissieux (Isère), entré à l'Hôtel-Dieu, salle St-Charles, n°* 27, *le* 7 *décembre* 1838. Malade depuis deux ans.

« Ce malade couchant habituellement dans une cham- « bre basse et humide, fut pris, dans la hanche gauche, « d'une douleur d'abord légère et intermittente qui « augmenta peu à peu pendant un an, et occupa tout le « membre du même côté. Devenue alors très-intense, « elle envahit en même temps le membre inférieur droit « de telle sorte qu'elle suivait la face postérieure des « deux extrémités depuis les hanches jusqu'aux talons. « Dans le courant de la deuxième année, les deux mem- « bres supérieurs furent aussi atteints, et dans ces « membres la douleur s'étendit sur le champ du creux « de l'aisselle à l'extrémité des doigts. C'est dans cet « état et entrepris de tous ses membres que le malade est « transporté à l'Hôpital, la marche étant à peu près « impossible et excessivement douloureuse.»

« Les douleurs sont lancinantes, moins vives dans le « lit que dans la station debout, plus intenses dans les « temps humides, irrégulièrement intermittentes. Les « parties malades ne sont nullement gonflées. Elles sont « le siége d'un sentiment de froid très-pénible et d'un « frémissement musculaire douloureux.

« Nous commençons le traitement par la cuisse gauche; « le huit décembre, 5 vésicatoires à la hanche et à la

« cuisse, 4 *grains* de sel de morphine, 5 *grains* le 9, 6 « le 10, le 11, 4 vésicatoires au mollet et au pied du même « côté, 8 *grains* et autant le 12.

« Voici les symptômes déterminés par l'opium. L'*in-* « *fluence* du médicament ne s'est manifestée qu'au bout « d'un quart d'heure les deux premiers jours, le 3e, elle « a eu lieu en quatre minutes, point de ligne d'absorp- « tion sensible. Chaleur à la tête, vertiges, somnolence, « rêvasseries, réveil en sursaut. — Sueurs et déman- « geaison, constipation. »

« Dès le second jour, la douleur a diminué dans la « hanche et dans le bras correspondant. Au quatrième, « la cuisse et le bras n'offrent plus de douleur, mais le « lendemain la douleur reparaît au bras avec son inten- « sité habituelle, le membre inférieur correspondant se « maintient dans sa guérison, il ne conserve que de la « faiblesse et de la raideur.

« Le 13, un état d'embarras gastrique se prononce, « la langue est saburrale, l'épigastre est un peu dou- « loureux, la constipation persiste, il y a inappétence « complète et un peu de fièvre. Nous suspendons le « traitement endermique, et, jusqu'au 28, nous tenons le « malade à la limonade amère, nous lui administrons « une bouteille d'eau de sedlitz qui produit peu d'effet, « et deux jours après une médecine ordinaire qui amène « un soulagement marqué. Le 22, tous les symptômes « gastriques ont disparu, la douleur n'a pas reparu au « membre inférieur gauche, mais celle du membre op- « posé et des deux bras a augmenté d'intensité. Il sem- « ble, et nous l'avons déjà fait remarquer dans nos pré- « cédentes observations, qu'à mesure que la névralgie

« s'éteint dans un point, la douleur ne fait que se dé-« placer et redouble dans les parties qui n'ont pas en-« core été attaquées par le remède. Nous traitons la « cuisse droite par 5 vésicatoires, répartis entre elle, la « hanche et les lombes; 8 *grains* de sel de morphine, « même dose le lendemain 24. La douleur a presque « tout-à-fait abandonné le membre, elle ne se fait plus « sentir qu'au mollet.

« Pensant que le traitement pourrait être long, et « voulant brusquer la guérison, du 25 au 28, nous « quittons l'opium pour la strichnine. Mais l'essai ne fut « pas heureux, le moment de l'administrer n'étant pas « encore arrivé, les douleurs ne firent que s'exaspérer

« Le 2 janvier, nous revenons au traitement endermi-« que, 6 vésicatoires sont pratiqués sur la cuisse droite « où une légère douleur s'était réveillée; et 4 sur la « jambe et 10 *grains* de sel de morphine sont étendus sur « les surfaces dénudées, même dose le 3. Plus de dou-« leurs dans le membre inférieur droit.

« Le 4, pendant la nuit le malade éprouve de vives « douleurs dans les deux pieds, 6 vésicatoires, 3 sur « chaque pied, à la face dorsale; 5 *grains*. Les douleurs « des pieds diminuent sensiblement, mais la hanche « droite depuis cette nuit est devenue le siége d'une « douleur qui s'étend aux lombes; nous pratiquons sur « cette région 10 vésicatoires, et nous faisons absorber « 8 *grains* sur la cuisse et la hanche. Cessation complète « des douleurs dans les membres inférieurs; les deux « bras restent très-douloureux. Le 7, 4 vésicatoires à « chaque bras; 4 *grains* de sel de morphine répétés le 8 « et le 9. Cessation complète des douleurs. La raideur

« et la faiblesse que conservent les membres inférieurs « après leur guérison n'existent pas dans les deux « membres supérieurs.

« A chaque application du sel de morphine, les symp« tômes que nous avons déjà notés se sont constamment « manifestés, et leur intensité a été proportionné à la « quantité de la morphine administrée. Mais les der« niers jours du traitement nous avons observé deux « symptômes nouveaux chez ce malade, dont l'un très« remarquable. Le premier qui s'est renouvelé chaque « jour, consiste en des secousses qui se répétaient de dix « à quinze fois toutes les vingt-quatre heures, et surtout « durant la nuit et qui était tout-à-fait semblables à cel« les que détermine la strichnine. Le second, plus or« dinaire, est l'apparition d'une éruption miliaire sur « toute la surface de la peau avec une démangeaison in« supportable.

« L'apparition des secousses occasionnées par la mor« phine nous faisant penser qu'il était inutile de recourir « à la strichnine pour achever le traitement, nous ac« cordons au malade six jours de repos, la miliaire et « le prurit disparaissent, mais les membres inférieurs « n'ont pas encore repris leur force et leur élasticité. « Nous avons alors recours à la strichnine. Du 15 au « 20, nous administrons 29 pilules d'un 8me de grain. « Dans les trois premiers jours le malade n'a éprouvé « que des élancements douloureux, courts et brusques « dans toutes les régions qu'occupait la névralgie. Ils « ont cessé les trois derniers jours et ont été remplacés « par un prurit violent qui commençait par les pieds et « s'étendait sur tout le corps. De plus, il y a eu verti-

« ges, chaleur générale, pandiculations fréquentes, mais « pas une seule secousse. Néanmoins les membres ont « repris leur force et leur souplesse, nous suspendons « la strichnine, le malade est guéri et se promène une « grande partie de la journée dans les cours de l'hôpital.

« Le traitement, en soustrayant les jours pendant les- « quels il a été interrompu a duré un mois, 38 vésica- « toires ont été appliqués, le malade a absorbé 94 grains « de sel de morphine; 4 grains seulement de strichnine « ont été administrés. »

Entre autres choses intéressantes, cette observation démontre un fait physiologique qui résulte de toutes celles que nous avons citées, et que d'ailleurs bien avant nous, les praticiens avaient constaté, savoir : que dans certaines idiosyncrasies naturelles ou développées sous une influence pathologique, un médicament donné à une dose élevée produit souvent des symptômes tout-à-fait différents de ceux qui résultent d'une faible dose (1).

Chez ce malade, l'opium n'a déterminé ni le sommeil profond, qui est provoqué tous les jours par une dose bien plus minime de ce médicament, ni les délire et

(1) Si l'on pouvait démontrer qu'un médicament donné à une faible dose produit des effets opposés à ceux qui résultent d'une dose élevée, on comprendrait la théorie d'Hanemann ; mais outre que parmi les nombreux agents de la matière médicale il n'y en a que quelques-uns pour lesquels on a fait cette remarque et seulement dans certains cas et souvent avec des idiosyncrasies exceptionnelles, le fait même fût-il constant pour tous et dans tous les cas, il resterait encore l'absurdité des millioniêmes, etc., etc.

l'ivresse que son usage habituel détermine chez les orientaux ; mais les phénomènes qu'il a développés ont été diamétralement opposés à ceux qu'il a coutume de produire. Ainsi il s'est révélé chez ce sujet comme possédant, dans quelques cas exceptionnels, une action en quelque sorte électrique en excitant des secousses nombreuses analogues à celles que produit la strichnine. Ce dernier médicament, de son côté, n'a point occasionné de secousses et il a pris le rôle de l'opium en faisant naître ce prurit insupportable, l'un des effets les plus constants de l'administration endermique des sels de morphine. A quelle loi se rattache cette espèce de transformation des effets d'un médicament ? pourquoi tel remède produit-il chez tels individus un symptôme diamétralement opposé à celui qu'il développe chez tous les autres, symptôme propre à un remède d'une nature toute différente ? Nous l'ignorons. Nous posons seulement la question, laissant à de nouvelles observations et à des expérimentateurs plus exercés le soin de la résoudre.

Ce que nous venons de relater dans cette observation nous l'avons remarqué, plus d'une fois, pour d'autres médicaments et aussi pour ceux dont nous nous occupons dans ce mémoire. Pour ne pas trop en multiplier les preuves, nous nous bornerons à citer encore, en choisissant entre plusieurs à peu près analogues, un autre fait qui présente quelques différences avec le précédent.

NÉVRALGIE CRURALE DROITE.

QUINZIÈME OBSERVATION.

Piodat, Louis, fondeur, âgé de 17 *ans, né dans le département de l'Isère, domicilié à Lyon, entré à l'Hôtel-Dieu, salle St-Charles, n°* 32, *le* 17 *janvier* 1839, malade depuis quatre mois.

« Ce malade n'a jamais eu ni rhumatisme, ni maladie « vénérienne ; occupé à tourner une roue dans un atelier « de fonderie, il avait l'imprudence de s'asperger le corps « avec de l'eau froide pendant qu'il était couvert de « sueur. La maladie a débuté par un abcès froid au bras « gauche, qui n'a été guéri qu'après deux mois de trai- « tement. C'est aussitôt après la guérison de cet abcès « que la névralgie crurale s'est développée. La même « cause paraît avoir donné lieu aux deux affections.

« La douleur est lancinante, irrégulièrement rémit- « tente et intermittente, accompagnée de la sensation de « gouttes brûlantes qui parcourent le membre, elle est « augmentée par la marche qui a lieu avec claudication, « par les variations atmosphériques et surtout par la « pression, la chaleur du lit la calme. Du reste, il n'y a « altération dans aucune fonction.

« Avant l'entrée du malade à l'hôpital, le membre a « été couvert de vésicatoires volants qui n'ont amené « aucune amélioration.

« Le 18 janvier, nous appliquons six vésicatoires le « long de l'arcade crurale et de la face interne de la « cuisse, 6 *grains* de sel de morphine, 8 *grains* les

« 19 et le 20; diminution notable de la douleur. Symp-
« tômes de l'opium : influence développée au bout
« d'une demi-heure seulement le premier jour, et plus
« promptement ensuite; ligne d'absorption passant
« par l'estomac, où elle éveille de la douleur, nau-
« sées le premier jour, deux vomissements le deuxième.
« — Céphalalgie, vertiges et chaleur à la tête, sommeil
« paisible pendant une heure et demie le premier jour.
« Les suivants, somnolence avec sursaut et rêvasseries.
« — Battements musculaires sur divers points du corps;
« — sueurs abondantes; — prurit au nez seulement; —
« suspension de la sécrétion et de l'excrétion urinaire, —
« le malade n'urine qu'une fois en 34 heures. — Rien
« d'anormal du côté de la circulation et de la respira-
« tion.

« Le 21, 10 *grains*. La douleur n'occupe plus que le ni-
« veau de l'arcade crurale et la partie antérieure de la
« cuisse; le 22, 6 vésicatoires sur le trajet de la douleur,
« 12 *grains*. Chaque jour l'influence de l'opium est plus
« prompte. — La névralgie abandonne le corps de la cuisse
« et devient intense au pli de l'aine et au côté externe du
« genou. Le 23, 10 *grains*, 8 *grains* seulement le 24.
« Cinq minutes après le pansement, les effets de l'opium
« se manifestent avec énergie. Le malade éprouve des
« nausées continuelles, de fréquents vomissements, des
« coliques hypogastriques; des vertiges avec céphalalgie
« intense, une grande prostration de forces. — Nous
« administrons la potion anti-émétique de *Rivière*, des
« boissons fortement acidulées. Tous ces phénomènes se
« calment; mais un autre plus remarquable leur succède.
« Le malade éprouve, quatre ou cinq fois par heure,

« des secousses violentes qui, chaque fois, lui arrachent « un cri et qui partent du côté externe du genou jusqu'à « l'arcade crurale.

Le 25, deux vésicatoires au côté interne du genou, « 3 *grains*; continuation des secousses. La douleur « passe du genou au creux du jarret; deux vésica- « toires sur cette partie; le 26, 4 *grains* de sel de mor- « phine; 5 *grains* et 6 *grains* le 27 et le 28; l'effet de « l'opium n'est plus marqué que par de fréquentes se- « cousses et de la démangeaison. La cuisse, jusque-là « immobile par l'effet des douleurs de la névralgie, com- « mence à pouvoir être fléchie sans peine ainsi que le « genou; mais la douleur existe encore vers la rotule et « le creux du jarret ainsi qu'au pli de l'aine, depuis la « racine du scrotum jusqu'à l'épine iliaque antérieure et « supérieure.

« Le 29, 6 vésicatoires sur ces régions, 6 *grains* « de sel de morphine, répétés le 30 et le 31; « les douleurs diminuent, mais les secousses augmen- « tent et sont toujours accompagnées d'élancements dou- « loureux, analogues à ceux que produit la strichnine. « Les 1er, 2, 3 et 4 février, 12 *grains* chaque « jour; la tolérance de l'opium est complète, moins un « peu de céphalalgie; les secousses, aussi nombreuses, « ne sont presque plus accompagnées d'élancements dou- « loureux. Le 6, le membre est tout-à-fait libre, sans « douleur, faiblesse, ni raideur. La morphine a rempli « ici le rôle de la strichnine, et nous ne jugeons à pro- « pos d'administrer ce dernier médicament que pour « nous rassurer contre la récidive de la maladie. — Quel- « ques grains, administrés en pilules d'un huitième;

« n'ayant, au bout de quelques jours, déterminé que « des secousses sans élancements, nous considérons « la cure comme complète et nous permettons au malade « de quitter l'hôpital. Le traitement n'a pas duré plus « de vingt jours. »

Dans la névralgie crurale dont nous venons de retracer l'histoire et dans laquelle les effets de l'opium ont présenté une anomalie si singulière, il est à remarquer que déjà, antérieurement à notre traitement, de nombreux vésicatoires volants avaient été infructueusement appliqués. Je ne me rappelle cette circonstance que pour dire que chez la plupart de nos malades, lorsque la névralgie était ancienne, il est rare que ce moyen n'eût pas été déjà employé. Si ce fait ne s'était pas si souvent représenté, je pourrais croire que la multiplicité des vésicatoires au marteau est pour beaucoup dans le traitement des névralgies indépendament de l'action du sel de morphiné. Mais je dois dire qu'il m'est arrivé souvent d'essayer de combattre la névralgie sciatique surtout, par les vésicatoires seuls, et que je n'en ai obtenu qu'une amélioration passagère, qui ne passait à la guérison que lorsque je complétais le traitement par la morphine et plus tard par la strichnine. D'ailleurs, si le plus souvent j'ai multiplié les vésicatoires pour favoriser l'action de la morphine en multipliant les surfaces absorbantes, il m'est arrivé plus d'une fois d'obtenir un résultat heureux sans être obligé de réitérer aussi souvent l'application du marteau. — Je prendrai pour exemple une névralgie crurale dont le traitement fut plus simple et moins long que dans l'observation précédente.

NÉVRALGIE CRURALE DROITE.

SEIZIÈME OBSERVATION.

Kink, Nicolas, domestique, âgé de 29 *ans, entré à l'Hôtel-Dieu, salle St-Charles, n.* 15, *le* 27 *janvier* 1839 ; malade depuis trois mois.

« Ce jeune homme, d'une constitution forte, d'un « tempérament bilieux-sanguin, ayant été exposé pendant « toute une journée à la pluie, le corps étant couvert de « sueur, éprouva dés le lendemain une raideur générale « des membres ; le deuxième jour, une douleur vive au « dos et dans toutes les articulations, sans rougeur ni « tuméfaction inflammatoires. Six jours après, la douleur « abandonna toutes les parties qu'elle occupait pour se » fixer d'une manière intense sur la cuisse droite, sui-« vant une ligne qui s'étend de l'épine iliaque antérieure « et supérieure jusqu'au genou exclusivement ; elle est « lancinante, intermittente avec irrégularité, souvent « continue pendant quinze jours sans aucune rémit-« tence, elle s'accompagne d'un froid glacial au pied et « de la sensation d'un courant glacé sur la partie anté-« rieure et interne de la cuisse. Depuis vingt-cinq jours « le malade ne peut plus marcher ; avant cette époque il « était obligé de se servir d'un bâton pour aider la pro-« gression. Il n'a subi aucun traitement antérieur à son « entrée à l'hôpital.

« Le 28 janvier nous appliquons 5 *vésicatoires* sur la « partie supérieure de la région douloureuse et nous « faisons absorber 4 *grains* d'hydro-chlorate de mor-

« phine; le 27, 4 *vésicatoires* sur la moitié inférieure de « la cuisse; 6 *grains* de sel de morphine. Les symptômes « déterminés par le médicament sont les suivants : In- « fluence ressentie en une minute. — Ligne d'absorption « passant par l'estomac. — Céphalalgie, somnolence avec « sursauts et rêvasseries. — Trois vomissements le pre- « mier jour, un seul le second. — Secousses et tiraille- « ments dans le membre malade. — Prurit général plus « fort au nez qu'ailleurs. — Sueurs. — Diarrhée pen- « dant les deux jours. — Suspension des urines. La « douleur a sensiblement diminué ; il ne reste plus guère « que de la raideur et de la faiblesse dans le membre.

« Le 30 et le 31, chaque jour 8 *grains* sur les mêmes « vésicatoires — La constipation remplace la diarrhée ; « la douleur est absolument nulle.

« Du 1er au 6 février, 27 pilules d'un huitième de « grain de strichnine sont progressivement administrées. « La raideur et la faiblesse du membre diminuent cha- « que jour. Les deux derniers jours, les secousses que « détermine la strichnine sont absolument indolores, « le membre a repris toute sa force et toute sa souplesse; « le malade marche avec autant de facilité qu'avant sa « névralgie.

« Le traitement a duré 10 jours ; 4 pour l'administra- « tion de 26 grains de sel de morphine absorbés par « neuf vésicatoires et six pour assurer la cure par trois « grains 3 huitièmes de strichnine. »

J'ai rapporté cette observation pour montrer que quoique ayant succédé à un rhumatisme articulaire et musculaire, la névralgie, qui avait concentré sur elle toute l'énergie de la cause morbide, n'en a pas moins été victorieusement domptée en peu de jours par la méthode endermique. — Ce fait et d'autres analogues m'ont porté à attaquer de la même manière quelques rhumatismes généraux chroniques; je n'ai pas toujours été heureux dans ces tentatives; cependant j'ai réussi quelquefois et je citerai entre autres le fait suivant.

RHUMATISME GÉNÉRAL CHRONIQUE.

DIX-SEPTIÈME OBSERVATION.

Claude Billon, journalier, âgé de 39 *ans, entré à l'Hôtel-Dieu, salle St-Charles, n°* 4, *le* 19 *janvier* 1839, malade depuis trois mois.

« Cet homme employé aux travaux des fortifications « contracta sa maladie à la suite d'une chute dans l'eau « le corps étant couvert de sueur, toutes les articulations « devinrent excessivement douloureuses, mais avec peu « de gonflemeut, de chaleur et de rougeur. Au moment « ou on l'apporta à l'hôpital, il n'y avait plus de trace « d'inflammation aiguë, mais toutes les jointures des « membres étaient douloureuses, le malade, ne pouvait « marcher et se servait avec beaucoup de difficulté des « membres supérieurs.

« Quelques bains de vapeur aidés de tisanne sudorifi- « que administrés les premiers jours de son entrée dans « notre service n'ayant fait qu'exaspérer le mal, nous « nous décidâmes d'essayer sur lui la méthode endermi- « que.

« Du 28 janvier au 27 du mois suivant nous pra- « tiquâmes successivement, sur les articulations affec-

« tées, 47 *vésicatoires* qui absorbèrent plus de 100
« *grains de sel de morphine*; la douleur successivement
« éteinte dans chaque partie ne laissa plus dans les mem-
« bres qu'une faiblesse et une raideur très-grandes qui
« cédèrent aux secousses déterminées par *cinq grains*
« *de strichnine* administrés dans les neuf derniers jours
« du traitement. »

Avant de passer à d'autres névralgies locales auxquelles nous avons appliqué avec succès la méthode endermique, j'insisterai, pour motiver l'emploi de la strichnine à l'effet de compléter la guérison et de prévenir la récidive, sur l'observation constante que les premières secousses, déterminées par ce médicament, ont toujours pour résultat le réveil de la douleur avec la même nature, le même caractère qu'elle avait avant l'usage de la morphine. Cela est si vrai, que j'ai rencontré plusieurs malades chez lesquels la douleur névralgique, au lieu d'être lancinante et irrégulièrement intermittente, était représentée par une espèce de sentiment de brûlure continu qui suivait le trajet du nerf affecté. Eh bien, chez ces malades, une fois que cette douleur était éteinte par la morphine, elle ne manquait pas de revenir ensuite avec le même caractère aux premières secousses déterminées par la strichnine et chez eux, comme chez tous les autres, on ne pouvait compter sur une cure radicale que lorsque ces secousses étaient devenues indolores.

De quatre faits à peu près identiques que je possède, j'en citerai un seul remarquable à d'autres titres également.

NÉVRALGIE SCIATIQUE DROITE.

DIX-HUITIÈME OBSERVATION.

Violot, Bénigne, ferblantier, âgé de 22 ans, entré à l'Hôtel-Dieu, salle St-Charles, n° 83, le 22 janvier 1839, malade par récidive depuis deux mois.

« Cet homme, d'un tempérament sanguin et robuste, « attribue l'origine de sa maladie à un refroidissement « survenu pendant un travail dans un puits au mois de « juillet 1838. La névralgie, bornée d'abord à la hanche « et à la partie supérieure et postérieure de la cuisse, « fut assez faible et disparut spontanément après avoir « duré un mois. Elle est revenue sans cause connue et « subitement il y a deux mois, au moment où le malade « se levait de son lit et prenait son pantalon.

« A son entrée à l'hôpital, la douleur s'étend du grand « trochanter au talon; elle est presque continue, sans « élancements, cuisante dans toute la longueur du mem-« bre et accompagnée de crampes; faible pendant le « repos, elle s'exaspère par le mouvement et ne produit « pas la claudication; le membre a de la raideur, mais « non de la faiblesse. Du 25 au 30 janvier, nous appli-« quons 9 *vésicatoires* le long du trajet de la douleur, et « nous faisons successivement absorber 29 *grains* d'hy-« drochlorate de morphine. Chaque jour la douleur di-« minue progressivement; elle est complètement éteinte « le sixième jour. Les symptômes déterminés par « l'opium ont été les suivants : *Influence du médicament « manifestée en une minute; point de ligne sensible d'ab-*

« *sorption ; céphalalgie avec chaleur et vertiges ; nausées ;*
« *six vomissements le premier jour; point de sueurs; prurit*
« *général, mais particulièrement remarquable sur la langue*
« *et la voûte palatine ; constipation ; suspension de la sé-*
« *crétion urinaire.*

« Pour combattre la raideur qui persistait dans le « membre et constater la guérison de la névralgie, du « 31 janvier au 6 février, nous administrons 27 *pilules* « d'un 8me de grain de strichnine. Aucune secousse n'est « provoquée par le médicament ; mais dès le troisième « jour le malade prenant un demi-grain de strichnine en « quatre pilules à intervalles égaux, la douleur brûlante « qui caractérisait son affection se réveille, dure deux « jours et cesse bientôt tout-à-fait, quoique pendant les « deux derniers jours la dose de la strichnine ait été « portée à un grain chaque jour. La raideur du membre « a complètement disparu. »

De ce que le malade n'a éprouvé aucune secousse par l'usage de la strichnine, faut-il induire, ainsi que je serais porté à le croire d'après cette observation et d'autres analogues, que cela tenait à la nature de la douleur qui n'était pas caractérisée par des élancements? et, de cette dernière circonstance, ne pourrait-on pas conclure aussi, en ayant égard à la douleur brûlante éprouvée par le malade, que l'affection à laquelle nous avons eu affaire, n'était pas une véritable névralgie? mais d'autre part la cause première de la maladie, le trajet de la douleur, sa brusque disparition, son retour non moins inopiné, ne permettent pas de douter de sa nature essentiellement nerveuse. Il resterait peut-être à discuter si c'était le nerf ou le névritème qui était affecté.

D'après les observations que je viens de citer, on voit à quelles doses élevées on peut porter l'administration endermique des sels de morphine. Cependant, je ne puis assez le répéter, pour agir ainsi il est absolument nécessaire de ne pas perdre le malade de vue et de ne faire absorber l'opium que successivement et, en quelque sorte, grain par grain, en observant, avec la plus scrupuleuse attention, les effets du médicament pour être prêt à les combattre s'ils deviennent inquiétants, ou même à suspendre tout-à-fait la médication. Il est aussi d'une extrême importance de s'assurer, chaque fois, si le malade est à jeûn, ou du moins si quelques heures se sont écoulées depuis qu'il a pris des aliments. Il arrive souvent dans les hôpitaux que, confiants dans le remède qui les a soulagés, les malades trompent le médecin sur ce point; alors si de prompts vomissements ne débarrassent l'estomac, les accidents peuvent devenir graves. On comprend aussi que si avec une circonstance semblable on rencontre une de ces idiosyncrasies exceptionnelles, incompatibles à l'emploi de l'opium, les conséquences peuvent devenir funestes, et qu'une dose d'opium qui aurait passé inaperçue chez un autre malade ou chez un malade à jeûn, peut avoir le résultat le plus funeste. La vérité me fait un devoir de relater ici un cas de cette nature que j'ai rencontré au milieu des succès nombreux que j'obtenais chaque jour par la méthode endermique; cet échec douloureux, s'il n'a pas décrédité dans mon esprit la méthode que j'employais, m'a plongé dans le plus profond découragement et a retardé long-temps la publication de ce mémoire. Voici le fait :

DIX-NEUVIÈME OBSERVATION.

« Dans le courant de 1839, un homme entre à « l'Hôtel-Dieu, salle St-Charles, avec une névralgie « sciatique gauche datant de six ans. Le premier jour « du traitement je lui fais absorber 1 *grain* de sel de « morphine par la voie endermique. Le second jour, « 1 *grain et demi;* les effets du médicament sont assez « peu sensibles et se bornent à de la céphalalgie, quel- « ques vertiges et de la somnolence. — Je prescris « 2 *grains et demi* le troisième jour; une cause acciden- « telle fait différer jusqu'au soir l'application du remède.

« Le malade, interrogé dans ce moment, affirme qu'il « n'a pas mangé. Une demi-heure après l'absorption les « effets de l'opium se manifestent par des vertiges et « quelques vomissements, les symptômes vont ensuite « en augmentant; les chirurgiens de garde appelés s'ef- « forcent vainement de les combattre et le malade suc- « combe au milieu de la nuit. N'ayant pas été témoin des « accidents qu'il a éprouvés, je ne puis les détailler da- « vantage. L'autopsie fut faite trente heures après la « mort, et si elle ne me convainquit pas que l'opium seul « devait être accusé de l'événement, elle me montra du « moins qu'il était loin d'y être tout-à-fait étranger. Tous « les organes importants étaient sains et l'investigation « la plus minutieuse ne put me faire trouver dans les « différentes cavités d'autres causes matérielles de la « mort que les désordres suivants : un peu d'injection « dans les vaisseaux cérébraux, une hypostase sanguine « dans les poumons et, dans l'estomac, une grande quan-

« tité d'aliments qui refluait par l'œsophage jusque dans « la bouche. Ce fut seulement alors que je vis, et je l'ap- « pris plus tard, que quelques instants seulement avant « le pansement, le malade avait fait un repas copieux « qu'il avait nié pour ne pas différer l'application d'un « remède dont il avait déjà apprécié les bons effets. »

On ne peut voir dans ce cas, d'après le résultat de la nécropsie, qu'une indigestion qui a amené, concurremment avec l'action stupéfiante de l'opium, un défaut d'inervation du cœur ou des poumons et par suite l'asphyxie par la stase sanguine qui s'est faite dans ces derniers organes, qui n'ont plus présidé à l'hématose. Souvent on a vu, et les annales de l'art en témoignent, des indigestions être suivies de la mort, surtout lorsque les individus avaient ingéré une grande quantité de liquides alcooliques qui, dans ces cas, avaient agi sur le centre de la sensibilité de la même manière que l'opium dans l'observation que je rapporte. Mais il n'en reste pas moins constant que si l'indigestion a été ici la cause de la mort, c'est l'opium qui doit être accusé d'avoir produit l'indigestion. Administré quelques heures plus tôt ou plus tard, le remède n'aurait eu aucune conséquence fâcheuse.

Certes, un revers accompagné de semblables circonstances ne prouve rien contre un faisceau d'observations de succès; cependant il n'en eut pas moins une grande influence sur ma pratique subséquente. Ma conviction n'était point ébranlée, et ma confiance dans les doses élevées était toujours la même; mais le découragement, non moins que la prudence, me porta à n'user pendant long-temps que de doses beaucoup plus faibles. Dès ce moment les succès furent moins prompts et moins déci-

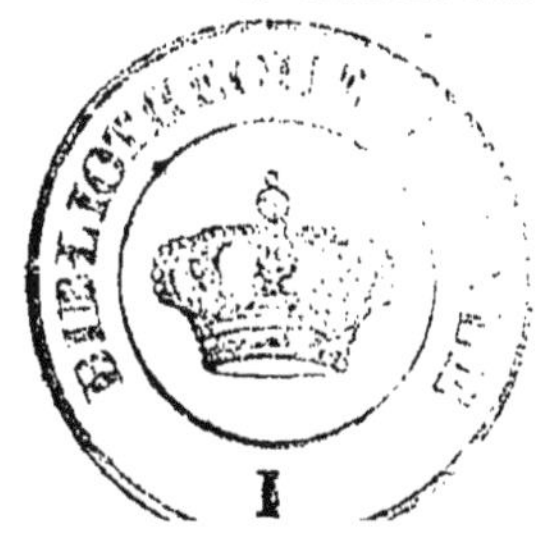

sifs ; néanmoins, dans le plus grand nombre de cas j'ai encore réussi, et c'est alors surtout qne la strichnine m'a été indispensable pour constater la guérison et prévenir les récidives. Peu à peu cependant je suis revenu à ma première méthode et je reste convaincu qu'à des doses élevées l'opium a des propriétés différentes de celles qu'il développe par les doses usuellement administrées. La quantité énorme que l'on en donne dans le tétanos en est une preuve. J'ai rapporté ailleurs (*Comptes-rendus de la Société de médecine de Lyon, année* 1833-36), deux observations de tétanos traumatique guéri par l'opium et les bains de vapeurs. L'un des malades, après avoir, sans en éprouver aucun effet fâcheux, pris jusqu'à 1 gros du médicament, éprouva pendant plusieurs heures les symptômes du narcotisme lorsque, avec la diminution du mal, j'avais réduit le remède à quelques grains.

NÉVRALGIES LOCALES,

GUÉRIES PAR LA MÉTHODE ENDERMIQUE SEULE OU COMBINÉE AVEC UN TRAITEMENT INTERNE.

Les succès obtenus par la méthode endermique dans le traitement de la sciatique devaient nécessairement nous mettre sur la voie d'adopter le même moyen pour la cure d'autres névralgies locales. Le résultat ici devait même être plus prompt et plus satisfaisant, ces névralgies attaquant des nerfs d'un moindre volume et d'une moins grande importance, là nous n'avions pas aussi souvent à lutter contre une maladie aussi ancienne, et des doses moins élevées du médicament devaient suffire pour la combattre.

Il est cependant une remarque importante à faire dans quelques cas, c'est qu'il est certaines névralgies qui, par leur siége, ne permettent pas d'opérer la dénudation de la peau dans l'endroit qui serait le plus favorable pour le succès, c'est-à-dire, sur le lieu même où la douleur est la plus intense ; telles sont, par exemple, les névralgies faciales.

NÉVRALGIES FACIALES ET CRANIENNES.

Nous avons eu souvent à traiter ces diverses affections, résidant surtout dans les différentes branches de la cinquième paire de nerfs. Losqu'il s'agissait d'une névralgie du nerf sous-orbitaire ou du rameau frontal, l'impossibilité où nous étions d'attaquer la peau sur le point correspondant au nerf malade, nous a mis dans la nécessité d'appliquer le marteau dans le lieu le plus rapproché du tronc nerveux lui-même, et c'est au-dessous de l'apophyse mastoïde que nous opérions la dénudation de la peau. Si le nerf mentonnier était affecté, c'était derrière la branche correspondante de la mâchoire inférieure que nous pratiquions les vésicatoires. Dans les deux cas, nous nous servions du côté le plus étroit du marteau, en prenant garde de n'opérer qu'une vésication légère pour éviter les cicatrices, souvent indélébiles, que pourrait laisser la cautérisation d'une partie de l'épaisseur du derme. Un vésicatoire, ainsi pratiqué, peut absorber le médicament pendant quatre à cinq jours, en ayant soin d'enlever, à chaque pansement, la couche pseudo-membraneuse qui recouvre sa surface. Ce temps a suffi ordinairement pour la guérison ; quelquefois, cependant, nous avons été forcés de réitérer, deux à trois fois, l'application du marteau. La dose de l'hydrochlorate de morphine que nous avons fait absorber chaque jour, n'a pas dépassé 2 grains, et nous avons toujours commencé par 1 demi-grain, seulement au premier pansement. Nous avons remarqué que les effets de la morphine, dans ces cas et à ces doses, étaient aussi puissants que lorsque nons employons des quantités beaucoup plus considérables sur les extrémités inférieures. Nous n'hésitons pas à attribuer cette différence d'action au voisinage du cerveau qui perçoit plus rapidement la sensation transmise à un nerf aussi rapproché de lui.

Nous pensons qu'il est superflu de multiplier, en rapportant des cas de guérison de névralgie faciale, des observations déjà trop abondantes dans ce mémoire. Nous préférons, pour montrer que nous ne sommes pas exclusifs dans l'emploi de la méthode endermique, relater en quelques lignes un fait de traitement et de guérison d'une *névralgie crânienne* par un autre procédé.

VINGTIÈME OBSERVATION.

Geneviève Thalier, ouvrière en soie, âgée de 49 *ans, entrée à l'Hôtel-Dieu, salle St-Charles, n°* 27, *le* 13 *juin* 1841, *malade depuis cinq mois.*

« Cette malade fut prise il y a cinq mois, sans cause « appréciable, d'une douleur très-vive, souvent intolé-« rable qui, fixée derrière l'oreille gauche, s'étendait « successivement sur la tempe, le front et la partie pos-

« térieure de la tête, du même côté. Les anastomôses « nerveuses expliquent facilement cette irradiation de « la névralgie. La douleur, le plus souvent continue, « avait des exacerbations marquées vers le soir ; elle de- « venait alors très-intense et empêchait le sommeil pen- « dant la plus grande partie de la nuit. Nos premiers « soins eurent pour objet de faire cesser ces redouble- « ments réguliers ; mais le sulfate de quinine, qui réus- « sit le plus souvent dans ces cas, échoua complètement « quoique employé à la dose de 12 grains par jour. La « valérianne à haute dose et un large vésicatoire ordi- « naire à la nuque, parurent, pendant quelques jours, « calmer un peu l'intensité du mal, mais ce soulage- « ment fut de peu de durée. Nous eûmes recours alors « l'administration des pilules suivantes, que depuis long- « temps nous employons avec quelque efficacité.

« R. Sulfate de morphine. . . 15 centig.
« Cyanure de potassium . . 30 centig.
« Mucilage . . . . . . quantité suffisante.

« F. P. à 24 pilules.

« Nous donnons ces pilules d'abord à la dose de 4 « par jour, une toutes les six heures, et nous en por- « tons successivement le nombre jusqu'à 8 et 12. Chez « quelques-uns de nos malades très-impressionnables « les premières pilules ont occasionné une espèce d'i- « vresse avec des mouvements irréguliers et saccadés « des membres, etc., symptômes qui se rapprochent « des effets combinés de l'opium et de la strichnine; chez « le plus grand nombre elles ne produisent qu'un léger « assoupissement avec quelques vertiges. La malade qui « fait le sujet de cette observation, en éprouva d'abord

« un soulagement marqué dans ses douleurs, qui allè-« rent en s'effaçant de jour en jour et finirent par dispa-« raître enfin complètement au bout de huit jours de l'ad-« ministration de ce remède. »

Il n'est pas toujours facile de reconnaître la cause d'une névralgie, et cependant quand cette cause est spéciale il est indispensable d'en être informé pour faire subir au traitement les modifications nécessaires. Les investigations les plus minutieuses ne parviennent pas toujours à faire avouer aux malades les affections antérieures qu'ils ont éprouvées ; de là les erreurs de diagnostic que les auteurs signalent et contre lesquelles ils recommandent de se tenir en garde. Il semble que ce simple précepte suffit aux praticiens pour éviter toute méprise, car il est rare de rencontrer dans les monographies où il est répété des exemples qui viennent à l'appui. Il n'est donc pas hors de propos de rapporter ici une observation dans laquelle ce ne fut qu'après vingt jours de l'emploi de la méthode endermique avec un succès équivoque, que le diagnostic rectifié ramena à une thérapeutique plus rationnelle.

VINGT-UNIÈME OBSERVATION.

NÉVRALGIE CRANIO-FACIALE SYPHILITIQUE.

Burzotti, âgé de 27 ans, entré à la salle St-Charles, n° 76, le 19 octobre 1838, malade depuis 4 mois.

« Ce malade éprouve, depuis quinze jours surtout, « des douleurs vives et intolérables qui occupent toute « la superficie du cuir chevelu, la branche droite de la

« mâchoire inférieure, les gencives et les dents du même « côté. Ces douleurs sont lancinantes, irrégulièrement « intermittentes et ne présentent pas plus d'intensité la « nuit que le jour, elles ne s'accompagnent d'aucune « réaction fébrile, toutes les fonctions sont dans un état « normal. L'époque que le malade assigne comme celle « de leur invasion, ne parait être qu'une époque d'exa« cerbation, car il ajoute que depuis quatre mois il « était sujet à des douleurs analogues, mais dont la du« rée était courte, et que s'étant exposé, il y a quinze « jours et pendant la nuit, à un courant d'air froid, ses « douleurs se sont accrues sous l'influence de cette cause « et ne l'ont presque pas quitté depuis ce moment. In« terrogé s'il n'a eu aucune affection antérieure et no« tamment aucune maladie vénérienne, il répond d'une « manière résolument négative. La maladie est alors dia« gnostiquée *névralgie simple.*

« Après dix jours d'un traitement antiphlogistique, « nécessité par le tempérament sanguin du malade, par « la violence des douleurs et la tendance à une congestion « sanguine vers le cerveau, je commence l'emploi de la « méthode endermique.

« La tête préalablement rasée au niveau des bosses « pariétales, deux vésicatoires au marteau sont prati« qués le 2 novembre, dans cette région, et 2 grains « d'hydrochlorate de morphine sont livrés à l'absorption. « La douleur du crâne diminue presque instantanément « d'une manière notable. Les 3, 4 et 5, je porte à 3 et « 4 grains la dose du sel de morphine; la douleur crâ« nienne s'efface insensiblement, mais celle de la face « augmente. Le 6, 2 vésicatoires sont placés sur la ré-

« gion parotidienne et sur la branche gauche de la mâ-
« choire inférieure, et trois grains de sel de morphine
« sont placés sur le derme dénudé ; le même traitement
« est continué jusqu'au 10. Chaque jour après le panse-
« ment la douleur disparaît pendant quelques heures et
« se reproduit après. Le 11, elle revient sur tous les
« points et plus intense que jamais. Je suspends le trai-
« tement endermique, 15 sangsues sont appliquées au
« col sans amener aucune amélioration. Je tente alors
« une méthode perturbatrice qui m'a réussi dans quel-
« ques cas, et pendant huit jours j'opère sur le tube in-
« testinal une révulsion continue au moyen de purgatifs
« quotidiens. N'obtenant aucun succès de cette prati-
« que, je reviens de nouveau à la méthode endermique.
« Au bout d'une semaine, l'amélioration est telle que la
« guérison paraît certaine, lorsque brusquement et sans
« cause connue, les douleurs reparaissent avec une ex-
« trême intensité. Dès-lors il devient évident pour moi,
« qu'une cause spéciale opposait son influence incessante
« à l'action sédative de l'opium et la paralysait. Je ques-
« tionne de nouveau le malade qui, après des dénéga-
« tions réitérées, finit enfin par avouer qu'il a eu il y a
« quelques mois une syphilis caractérisée par une blen-
« norrhagie, des bubons qui ne sont pas venus à suppu-
« ration et des ulcères au prépuce. A la suite d'un trai-
« tement empyrique tous ces symptômes ont disparu et
« l'apparition des douleurs névralgiques a immédiate-
« ment suivi la cessation brusque de l'écoulement uré-
« thral. L'examen attentif des organes génitaux, me fait
« découvrir la cicatrice, déjà presque effacée, d'un
« chancre. L'existence de la syphilis ne se révèle par au-

« cun symptôme extérieur actif, la névralgie est la seule « expression de son existence et même elle n'a pas le « caractère des douleurs syphilitiques, puisque le ma- « lade ne souffre pas davantage pendant la nuit que « durant le jour.

« On comprend que dès le moment que la véritable « cause de la névralgie fut reconnue, le traitement fut « nécessairement changé. Je mis le malade à l'usage de « la tisane de salsepareille et de la liqueur de Wan-Svié- « ten ; au bout de huit jours les douleurs qui progressi- « vement avaient diminué, s'éteignirent tout-à-fait. Je « continuai néanmoins le traitement pendant quinze « jours encore, et le malade sortit de l'Hôtel-Dieu par- « faitement guéri vers la fin de décembre. Je l'ai revu « dans le milieu de février de l'année suivante et la gué- « rison s'était maintenue. »

Je n'ai pas rendu compte des effets de l'opium chez ce malade ; malgré la dose considérable de ce médicament ils ont été très-faibles et se sont bornés à des vertiges, de la somnolence et de la céphalalgie.

J'ai tenu à rapporter cette observation, parce qu'elle démontre 1° l'extrême difficulté du diagnostic des névralgies dans certains cas ; 2° qu'une erreur de diagnostic peut égarer la thérapeutique et faire accuser une méthode qui ne réussit pas alors parce qu'elle n'est pas en rapport avec la cause de la maladie ; 3° que la syphilis peut exister sans autre manifestation qu'une douleur névralgique ; 4° que le caractère *nocturne* qu'on a assigné aux douleurs syphilitiques n'étant pas toujours vrai, ce symptôme devient un élément infidèle du diagnostic.

CARDIALGIE.

Donnant à ce mot la moins usitée de ses deux significations originelles, nous l'emploierons pour désigner la névralgie du cœur, *névralgie cardiaque*, puisque celle de l'estomac et de ses orifices est représentée par le mot générique de gastralgie.

L'absence d'un mot dans la langue médicale, pour désigner la névralgie du cœur, indique assez que cette maladie est rare ou contestée. Les auteurs parlent bien, il est vrai, d'une manière générale des névroses du cœur, mais sans y attacher une grande importance, et, sous le nom de palpitations nerveuses, de syncopes, ils ont décrit quelques symptômes nerveux fugaces et qui cèdent facilement à l'emploi des antispasmodiques. Ces symptômes sont regardés, le plus souvent, comme compliquant d'autres affections nerveuses, mais non comme formant eux-mêmes une maladie essentielle. Il nous est arrivé cependant plusieurs fois de les rencontrer isolés, existant par eux-mêmes, sans complications, ne se bornant pas à des apparitions courtes et irrégulières, mais durant des mois, des années et pouvant en imposer pour des maladies organiques du cœur, c'est ce qui nous a déterminé à leur consacrer le nom de *cardialgie.*

Les nerfs de la vie animale ne se répandant sur le cœur que par de rares amatomoses avec ceux de la vie organique qui y abondent, il n'est pas douteux que ce ne soit les nerfs de ce dernier système sur lesquels sévit la névralgie; cette similitude de siége explique pourquoi la cardialgie succède assez souvent à la gastralgie comme elle la précède quelquefois. Nous devons ici faire remarquer qu'en employant le mot de gastralgie nous n'entendons pas désigner par lui ces groupes nombreux de symptômes divers qu'il représente et qui sont ceux de presque toutes les affections de l'estomac qui ne sont pas la gastrite. Nous ne désignerons ici que la névralgie d'un ou de plusieurs des filets nerveux qui se portent sur cette poche membraneuse et surtout autour de ses deux orifices, notamment à l'orifice œsophagien, névralgie qui avait accaparé le nom de cardialgie.

Les causes de la cardialgie sont les mêmes que celles de l'espèce de gastralgie que nous venons de signaler. Souvent ces maladies peuvent être attribuées au rhumatisme, plus souvent encore à des préoccupations morales, à des chagrins profonds. Si le plus ordinairement elles s'atténuent et finissent par disparaître avec les causes qui les ont produites, elles leurs survivent cependant quelquefois et exigent alors une thérapeutique active et rationelle.

Dans les cardialgies ainsi que dans les névralgies crâniennes et faciales, la dose de sel de morphine, que nous avons employée, a été comparativement peu considérable, et le nombre des vésicatoires très-limité. Cependant nous devons dire que nos succès ont été d'autant plus rapides, que nous avons employé plus de morphine, et si nous avions pu douter de l'efficacité constante de la méthode endermique pour le traitement des névralgies, la promptitude avec laquelle des cardialgies et des gastralgies anciennes ont disparu par son emploi, aurait encore augmenté notre confiance dans la supériorité de ce moyen thérapeutique.

Nous continuerons de ne citer que quelques observations choisies entre les plus saillantes parmi celles que nous avons recueillies.

J'ai dit que la cardialgie reconnaissait le plus souvent pour cause une affection rhumatismale ou des chagrins profonds. Le premier exemple de cette maladie que j'aie rencontré sans l'avoir reconnu d'abord, a été sur moi-même. Qu'il me soit permis de citer cette observation ; si elle ne peut servir à prouver l'efficacité de la méthode endermique, puisque cette méthode n'a pas été employée, elle servira, du moins, à constater les symptômes de la maladie, symptômes qui, comme on peut le croire, ont été scrupuleusement observés et analysés.

« D'un tempérament éminemment sanguin et jouis-
« sant d'une bonne santé depuis ma jeunesse, jusqu'à
« l'année 1831 je n'avais éprouvé que des atteintes lé-
« gères de douleurs rhumatismales erratiques. En 1831,
« à la suite de quelques exercices de la garde nationale,
« étant en faction le corps baigné de sueurs, pendant un
« vent du nord violent, j'éprouvai, dans la matinée sui-
« vante, les prodromes d'une laryngite qui, en peu
« d'heures, devint tellement intense, que la suffocation
« étant imminente, je me fis pratiquer une saignée de
« deux livres et appliquer quarante sangsues au devant
« du col. Ces moyens énergiques arrêtèrent le mal qui,
« au bout de qnelques jours, s'effaça entièrement. Dans
« les trois années qui suivirent, la même maladie repa-
« rut plusieurs fois et toujours traitée aussi énergique-
« ment ou à peu près elle a fini par ne plus revenir.
« Avant d'aller plus loin, je dois dire que mes douleurs

« rhumatismales n'avaient par pour cela disparu et « qu'elles se faisaient toujours un peu sentir, comme à « l'ordinaire, à toutes les variations de la température. « Il est survenu depuis dans mon esprit des doutes sur « la véritable nature de l'affection qui s'est renouvelée « plusieurs fois sur le larynx, et en me rappelant main- « tenant la constriction spasmodique de cette boite car- « tilagineuse, la toux sifflante qui l'accompagnait, le défaut « absolu d'expectoration et surtout la douleur vive et » lancinante que j'éprouvais dans cette partie, je ne se- « rais pas éloigné de croire qu'il n'y avait là qu'une né- « vralgie laryngée qui aurait pu céder à des moyens plus « doux. Quoi qu'il en soit, l'énergie du traitement ou « l'évolution de l'âge, amenèrent un changement mani- « feste dans mon tempérament, dont le type sanguin « s'effaça pour faire place à une prédominance nerveuse. « A quelques années de là, en 1336 et 37, ayant « éprouvé dans ma famille deux pertes douloureuses, « le chagrin que j'en ressentis et dont les fatigues et les « préoccupations d'une profession pénible étaient loin de « pouvoir me distraire, me fit éprouver dans la région « précordiales des symptômes qui m'arrêtèrent peu d'a- « bord mais qui, par leur continuité, finirent par exci- « ter mon attention : j'étais saisi brusquement d'une dou- « leur vive et perforante dans le cœur, qui se renouvelait « une fois ou deux toutes les heures. Ces douleurs s'ar- « rêtèrent au bout de quelques jours pour faire place à « un malaise indéfinissable dans la même région, à une « sensation de plénitude que je ne puis comparer qu'à « celle qu'on éprouverait si le cœur, triplant brusque- « ment de volume, ne trouvait pas assez de place dans

« la poitrine ; la respiration devenait plus fréquente, « mais le pouls restait calme, avec cette particularité « qu'après deux, trois ou quatre pulsations régulières, « il en manquait une ou quelquefois deux de suite; dans « ce dernier cas, j'éprouvais une demi-syncope, dont « une énergique secousse me retirait bientôt. A chaque « intermittence du pouls je ressentais dans le cœur une « espèce de gargouillement comme si quelques bulles « d'air s'engageaient dans l'aorte. Cette sensation m'aver-« tissait à chaque instant des intermittences sans que « j'eusse besoin d'interroger l'artère radiale. Les mé-« decins, comme on le sait, s'abusent souvent sur les « maux qu'ils éprouvent ; le plus ordinairement ils s'en « exagèrent la gravité, c'est ce que je ne manquai pas de « faire, et persuadé que j'avais une affection organique « du cœur, et en préjugeant la terminaison certaine et « plus ou moins prochaine, je ne voulus pas, du moins, « en acquérir la certitude en me faisant ausculter, je « me contentai de la pallier par quelques moyens inno-« cents, tels que la digitale, le sirop de pointes d'asper-« ges, etc., et je continuai mon service à l'Hôtel-Dieu « et l'exercice de ma profession. Quatre mois s'écoulè-« rent ainsi, les symptômes se maintenaient les mêmes, « les douleurs lancinantes, perforantes revenaient à « divers intervalles, mais l'exercice des autres fonctions « etait à peu près normal ; le moral se rembrunissait « de plus en plus, et ne comptant guères sur l'avenir, je « ne cherchais qu'à utiliser le présent. Un moment suf-« fit pour tout changer et me faire voir ma maladie sous « son véritable point de vue. Un malade entra dans ma « salle à l'Hôtel-Dieu ; il avait la même affection que

« moi, plus ancienne même et avec des symptômee plus « graves. En l'examinant avec attention et après m'être « enquis des circonstances antérieures, plus clairvoyant « pour lui que je ne l'avais été pour moi, je lni promis « la guérison et je lui tins parole. La promptitude avec « laquelle les symptômes s'effacèrent, ramena le calme « dans mon imagination et, sans faire moi-même usage « du traitement qui guérit mon malade, la tranquillité « de l'esprit rétablit peu à peu l'exercice régulier des « mouvements du cœur, et je n'éprouvai bientôt plus « rien d'anormal du côté de la circulation. Cependant « je dois dire que, depuis cette époque, toutes les fois « que j'éprouve quelque sensation pénible, quelque con- « trariété vive et persistante, les intermittences du « pouls reparaissent, mais beaucoup plus éloignées et « l'anxiété précordiale qui les accompagne, n'est plus « aussi douloureuse. »

Je place ici l'observation du malade dont je viens de parler.

VINGT-DEUXIÈME OBSERVATION.

Térillon, Jean-Baptiste, ouvrier en soie, âgé de 33 *ans, entré à l'Hôtel-Dien le* 22 *février* 1838, malade depuis vingt-six mois.

« Cet homme, au teint pâle, à la fibre molle est d'un « tempérament plutôt lymphatique que nerveux, son « caractère est triste et mélaneolique. A la suite de cha- « grins prolongés, il fut malade pendant dix-huit mois; « le principal symptôme qu'il dit avoir éprouvé pendant « tout ce temps, consistait en douleurs nerveuses qui

« ont parcouru successivement toutes les parties du « corps. A cet état succéda un mieux sensible qui dura « pendant cinq mois et qu'il appelait sa convalescence. « Bientôt après, d'autres symptômes apparurent, et « cette fois la douleur nerveuse, ainsi que la désignait le « malade, se porta sur l'estomac, où elle séjourna pen- « dant quelque temps, tantôt s'opposant à l'ingestion des « aliments lorsqu'elle était fixée à l'orifice œsophagien, « tantôt provoquant leur vomissement lorsqu'elle se « portait au pylore ; quittant enfin l'estomac, la névral- « gie se porta sur le cœur, et les accidents qu'elle dé- « termina furent si graves, que le malade dut garder le « lit qu'il n'avait guères quitté depuis trois mois, lorsqu'il « fut apporté à l'hôpital. Voici dans quel état il se trou- « vait : face pâle et un peu grippée, peau naturelle, « respiration précipitée, anxiété précordiale presque « incessante, douleurs pongitives dans cette région, se « renouvellant plusieurs fois par heure. La poitrine est « sonore dans tous les points à la percussion comme « dans l'état normal, l'auscultation ne donne, du côté « des poumons, que les signes indiquants de la gêne « dans la circulation pulmonaire, du côté du cœur un « bruit de souffle assez caractérisé ; les battements du « cœur sont énergiques, mais après la seconde pulsa- « tion il y a une intermittence marquée, trois autres « pulsations régulières ont lieu, puis une nouvelle in- « termittence. Ce rithme continue ainsi d'une manière sui- « vie, seulement quelquefois il y a deux pulsations qui « manquent, et alors la syncope est imminente; le bat- « tement qui précède l'intermittence est plus énergique, « et le malade perçoit dans la région du cœur et le sté-

« thoscope donne la sensation d'une espèce de bruisse- « ment analogue à celui qu'occasionnerait, ainsi que je « l'ai dit précédemment, le mélange de quelques bulles « d'air mêlées à la colonne de sang qui traverse l'aorte. « Les extrémités inférieures sont légèrement œdéma- « tiées, surtout aux environs des malléoles, elles l'é- « taient bien davantage quelques jours auparavant, « suivant le rapport du malade, mais quelques diuréti- « ques qu'on lui a fait prendre chez lui ont beaucoup « amendé ce symptôme. Du reste, l'appétit est à peu « près normal, mais l'imagination du malade est « vivement frappée et les symptômes qu'il éprouve pa- « raissent si graves et si caractéristiques, que l'interne « de la salle n'a pas hésité à mettre sur la feuille, pour « diagnostic, *affection organique du cœur.* Je partageai « d'abord cette opinion; mais un examen attentif et les « circonstances commémoratives m'eurent bientôt éclairé « sur la véritable nature du mal, et je n'hésitai pas à « prononcer que nous n'avions affaire qu'à une névral- « gie du cœur dont j'osai promettre la guérison pro- « chaine.

« Dès le lendemain et les deux jours suivants, j'admi- « nistrai de 3 à 5 pilules de sulfate de morphine et de « cyanure de potassium, par jour, et de la tisane de va- « lériane et de feuilles d'oranger; ces moyens parurent « amoindrir l'anxiété précordiale mais sans atténuer « l'intensité des autres symptômes. Je fis alors prati- « quer, sur la région du cœur, un vésicatoire au mar- « teau, et 1 grain de sel de morphine fut étendu sur le « derme dénudé. La dose de l'hydrochlorate fut doublée « le lendemain et les trois jours suivants et pendant ces

« cinq jours 9 grains furent absorbés sur ce seul vésica-
« toire. Dès le troisième jour les intermittences avaient
« disparu, seulement la pulsation qui les précédait ordi-
« nairement était restée plus énergique que les autres;
« au cinquième jour les mouvements du cœur avaient
« repris leur rythme normal, la respiration était libre
« et l'anxiété précordiale avait disparu. Quelques jours
« se passèrent dans cet état satisfaisant, et bientôt
« les intermittences reparurent, mais seulement à la
« sixième ou huitième pulsation. Je crus pouvoir les
« combattre efficacement par les pilules déjà mention-
« nées, mais elles échouèrent et il fallut revenir à l'ap-
« plication d'un nouveau vésicatoire, sur lequel pendant
« dix jours je fis étendre successivement 12 grains d'hy-
« drochlorate de morphine. Cette fois la névralgie aban-
« donna le cœur pour n'y plus revenir. Toutefois, je
« voulus garder le malade pendant quinze jours encore
« dans la salle et j'eus raison; le principe névralgique
« n'était pas éteint, car après ce laps de temps, il se
« réveilla et, cette fois, il porta son action sur l'orifice
« œsophagien de l'estomac. Un vésicatoire au marteau
« fut placé sur le point de l'épigastre le plus rapproché
« de cette partie, et l'absorption de quelques grains de
« sel de morphine, enleva la douleur qui, quelques
« jours après, se porta sur le pylore; poursuivie de la
« même manière, elle ne tarda pas à disparaître de nou-
« veau et, cette fois, un mois se passa sans qu'elle se
« remontra sur aucune des parties qu'elle avait déjà en-
« vahies. A cette époque, la névralgie se montra sur le
« nerf mésentérique supérieur, et nous eûmes affaire à
« une véritable entéralgie, qui fut combattue à son

« tour par plusieurs vésicatoires au marteau, sur les-
« quels je fis étendre une quantité plus considérable de
« sel de morphine dont la dose, pendant une dizaine de
« jours, fut de 3 grains à chaque pansement. Là s'ar-
« rêta la maladie, et nous n'eûmes plus à combattre que
« les suites de la médication, c'est-à-dire, la constipa-
« tion, l'inapétence et la faiblesse, qui cédèrent bientôt
« à des moyens rationnels et à un régime approprié. Le
« malade quitta la salle après un séjour de plus de deux
« mois. Revu deux ans après, il n'avait eu aucun re-
« tour de cette longue affection, sa santé était parfaite,
« ses forces, meilleures que jamais, lui avaient permis
« de quitter sa profession pour en prendre une plus pé-
« nible et moins sédentaire, il est à présent garde mu-
« nicipal. »

Cette observation nous paraît remarquable sous plus d'un rapport. D'abord la névralgie cède avec la plus grande facilité à la méthode endermique, elle disparait au bout de deux à trois jours pour reparaître bientôt et se porter ensuite sur d'autres points qu'elle abandonne avec la même promptitude. Ici c'est le système nerveux de la vie organique qu'elle attaque; peut-on expliquer la transmission de la maladie d'un nerf à un autre par la continuité de ce système ? mais on sait ce que c'est que cette continuité qui a lieu au moyen d'un lacis de filets nerveux en quelque sorte inextricable. Je pencherais plutôt à croire qu'il existait chez cet homme une véritable *diathèse névralgique* fixée sur les nerfs de la vie organique comme j'en ai rencontré qui présentaient la même disposition sur les nerfs de la vie animale, et je pense que si chez ce malade la névralgie n'a pas attaqué les autres viscères de l'abdomen, c'est que son action a été complètement éteinte par les fortes doses d'opium qui ont été absorbées dans sa dernière apparition sur l'intestin grêle. Dans l'observation suivante, qui diffère de celle-ci sous plus d'un rapport, la névralgie a été éteinte dans le lieu même qn'elle affectait et peut-être sa récidive ou sa transmission à un autre organe, n'ont été empêchées que par les doses beaucoup plus fortes d'opium auxquelles j'ai eu recours dès le principe.

VINGT-TROISIÈME OBSERVATION.

Collin, Eugène, ouvrier en soie, âgé de 26 ans, entré à l'Hôtel-Dieu, salle St-Charles, n° 94, le 6 novembra 1838, malade depuis deux ans.

« Les douleurs névralgiques que ce malade éprouve, « sont intermittentes, quotidiennes et reviennent par « accès plusieurs fois dans la journée. Elles partent, le « plus souvent, du cœur, montent du côté gauche de « la poitrine jusqu'au même côté du col et de la tête, « quelquefois elles naissent du creux de l'estomac et sui« vent le trajet que je viens d'indiquer; elles sont pon« gitives et quelquefois rapides comme l'étincelle élec« trique à laquelle le malade les compare. Dans l'accès, « dit-il, je souffre tantôt comme si je recevais nn coup « de poignard dans le cœur, tantôt comme si j'éprouvais « une décharge électrique; le point le plus douloureux « existe au niveau du cœur et répond, en arrière, à « l'omoplate gauche; en même temps le cœur bat avec « force, des bouffées de chaleur me montent à la tête et « un frisson général me parcourt la surface du corps

« dont la peau fait la *chair de poule* , je vomis deux ou « trois gorgées de glaires et l'accès se termine après avoir « duré trois ou quatre minutes le plus souvent ; cepen- « dant quelquefois il se prolonge pendant une heure et « même une heure et demie ; dans l'intervalle je jouis de « la santé la plus parfaite. »

Chez ce malade, comme on le voit, les symptômes « diffèrent en quelques points de ceux qui ont été exposés « dans l'observation qui précède : ici point d'intermittence « dans les mouvements du cœur, point de bruissement « particulier dans cet organe , accès bien caractérisés et » rémittence bien franche de tous les symptômes , tan- « dis que chez le précédent la maladie est continue avec « de fréquentes exacerbations. Cependant chez celui-ci « la similitude des douleurs et leur siége ne laisse aucun « doute sur la nature du mal dont le type seul est diffé- « rent , ce qui explique la dissemblance de quelques- « unes des manifestations de la maladie. Il est aussi une « remarque à faire , c'est que nos investigations n'ont pu « remonter à la cause de cette névralgie, qui tourmente « le malade depuis l'âge de 14 ans.

« Dès le lendemain de son entrée dans notre salle , le « 7 novembre , nous lui pratiquons un vésicatoire à la « région précordiale et un à l'épigastre et nous faisons « absorber 4 grains de sel de morphine. Le 8 , trois « nouveaux vésicatoires , un à la région précordiale, un « derrière l'omoplate gauche et le troisième au-dessous « de la clavicule , 7 grains d'hydrochlorate. La pre- « mière application a enlevé la moitié de la douleur , et « la seconde l'a détruite complètement. Le 9 et le 10 , « nous faisons encore absorber, chaque jour, 5 grains de

« sel de morphine pour consolider la guérison, et le 13, « le malade sort de l'hôpital sans conserver aucun res- « sentiment d'une affection qui le tourmentait depuis « douze ans. Revu six mois après, il n'avait éprouvé au- « cune récidive.

« Le traitement a duré quatre jours ; cinq vésicatoires « ont absorbé pendant ce temps 21 grains d'hydrochlo- » rate de morphine.

« Les effets produits par l'opium ont été les suivants : « vertiges et céphalalgie, somnolence et révasserie sans « sommeil, sueurs avec chaleur générale, prurit sur « toute la surface de la peau, nausées et vomissements, « constipation, rien du côté de la sécrétion urinaire. »

Il est probable que chez ce malade la névralgie avait un double point de départ, le cœur et l'estomac; quelquefois, mais le plus rarement, l'accès commençait par une douleur à l'épigastre et, le plus souvent, il se terminait par le vomissement de deux à trois gorgées de glaires. C'est cette circonstance qui nous fit placer un vésicatoire sur l'estomac dans la crainte qu'une fois enlevée de la région du cœur, la névralgie ne se portât sur l'estomac et sur les intestins comme dans l'observation précédente.

Nous nous bornerons à ces deux faits les plus remarquables parmi ceux que nous avons observés : dans d'autres cas la maladie était moins ancienne et ne se décelait pas par des symptômes aussi apparents. Souvent aussi il nous est arrivé de rencontrer des névralgies intercostales qui, par leur siége, pouvaient en imposer pour des cardialgies ; mais ainsi que nous le verrons plus tard, cette méprise ne pouvait durer long-temps, la nature des symptômes n'étant pas la même, les douleurs surtout étant plus superficielles et souvent se réveillant par la pression, etc.

GASTRALGIE.

J'ai déjà dit que sous ce nom nous ne comprenons que la névralgie de l'estomac ou plutôt l'affection des nerfs de ce viscère, soit qu'ils appartiennent à l'un ou à l'autre système. Nous sommes persuadés, en effet, qu'il y a des gastralgies qui tiennent à la maladie des nerfs de la huitième paire, comme il en est qui ont leur siége dans les nerfs stomachiques provenant des ganglions. Il serait long et surtout difficile de rechercher les différences rationnelles qui doivent exister entre les symptômes caractéristiques de ces deux genres de lésion. Je me borne seulement à énoncer un fait probable, persuadé que je suis que si l'on parvient à apprécier et à isoler les signes qui leur sont propres, on pourra déduire de cette distinction des indications thérapeutiques plus positives. Ainsi, il y a bien loin, et pour les symptômes et pour le traitement, des gastralgies qui surviennent à la suite des affections morales à celles qui succèdent à un surcroît d'activité de l'organe affecté, et de celles-ci à celles qui suivent des gastrites chroniques et ne reconnaissent pour cause qu'une débilité trop grande de l'estomac. Ce n'est pas à ces dernières, par exemple, que la méthode endermique pourrait être appliquée, du moins sans correctif, elle produirait l'effet contraire à celui que l'on voudrait obtenir en opprimant encore davantage la vitalité locale qu'il s'agit de réveiller. Lorsque je l'ai employée, dans ces cas, c'est toujours avec la plus grande réserve et seulement pour calmer la douleur et arrêter les vomissements; ce double effet obtenu, je renonçais à ce médicament pour recourir à un traitement plus énergique et je traitais l'estomac comme un organe à demi-paralysé et dont il faut solliciter les contractions par des moyens artificiels. C'est alors que la strichnine m'a souvent réussi pour rétablir les fonctions de cet organe, comme elle rend aux membres affaiblis par des douleurs longues et continues la faculté de se mouvoir lorsque l'on a préalablement détruit tous les symptômes inflammatoires.

C'est dans le traitement des gastralgies surtout, que je pourrais multiplier les observations de succès obtenus par la méthode endermique, soit qu'elle ait été employée seule, ou que je lui aie associé les autres moyens rationnels. Sans vouloir préciser tous les cas dans lesquels j'y ai eu recours, je dirai seulement que j'en ai fait usage surtout lorsqu'il y avait douleur vive à l'épigastre ou dans tout autre point correspondant à l'estomac, et quand en même temps il existait des vomissements. Dans ces cas, la morphine, appliquée endermiquement, m'a toujours paru un moyen spécifique qui enlève presque à l'instant ces deux symptômes et qui, lorsqu'il ne suffit pas pour amener une guérison immédiate, permet du moins de combattre plus efficacement et les causes qui ont donné naissance à la maladie et les autres désordres nerveux qui souvent la compliquent.

La dose de sel de morphine et le nombre de vésicatoires que j'emploie, sont proportionnés à la susceptibilité du malade et à la persistance de la névralgie. Comme la gastralgie est plus fréquente chez les femmes que chez les hommes, ou que du moins c'est chez les femmes que j'ai eu plus souvent l'occasion de la traiter, la dose de l'hydrochlorate n'a pas été portée plus haut qu'à 2 grains par jour en commençant d'abord par un demi grain, et rarement il a été nécessaire d'appliquer plus de six à huit vésicatoires. En général, dès le premier jour la douleur épigastrique diminue, les vomissements sont suspendus et la continuation du traitement pendant quelques jours amène la cessation complète de ces deux symptômes. Mais on comprend facilement que, même dans les cas les plus heureux, dans ceux où des symptômes d'un autre ordre ne forcent pas d'avoir recours à un autre genre de médication, l'application endermique de la morphine est insuffisante pour ramener l'appétence aux aliments, remédier à la perversion des fonctions de l'estomac, à sa tonicité affaiblie, etc. C'est alors, comme je l'ai déjà dit, que la strichnine à petites doses (une ou deux pilules d'un huitième de grain par jour) est parvenue souvent à ramener l'état normal.

Lorsque j'employais ce dernier médicament dans le traitement des névralgies sciatiques, j'avais remarqué que le plus ordinairement il procurait un appétit extraordinaire et activait d'une manière remarquable les fonctions de l'estomac; c'est ce qui m'a conduit à l'employer à consolider la guérison de certaines gastralgies lorsque l'élément nerveux qui les constitue a été dompté. Je reste convaincu que c'est à ce remède administré à doses plus ou moins infinitésimales que l'homœopathie a dû les succès, quelquefois remarquables, qu'elle a obtenus dans le traitement de ces gastralgies qui succèdent à des gastrites chroniques qu'un régime émollient perpétue et que guérit rapidement et avec éclat un moyen perturbateur qui devient rationnel.

Je ne citerai que trois observations de gastralgie de causes et de natures différentes, et qui serviront, en quelque sorte, de type pour la manière dont j'ai procédé dans le traitement de ces névroses de l'estomac.

VINGT-QUATRIÈME OBSERVATION.

GASTRALGIE, SUITE DE DYSMÉNORRHÉE.

Louise D..., âgée de 20 ans, ouvrière en soie, réglée depuis l'âge de 16 ans, habitant à Lyon depuis deux ans.

« Cette jeune fille jouissait d'une excellente santé « dans le village qu'elle habitait, Depuis son séjour à la « ville, le changement d'air, de régime et d'habitude « modifia d'une manière fâcheuse sa constitution; la « menstruation, jusques-là parfaite, devint moins abon« dante et irrégulière, le teint de la malade s'étiola, « l'appétit se perdit et cet état se maintint pendant quel« ques mois.

« Jusque-là il n'y avait que prédisposition à une mala« die sans maladie réelle. C'est ce qui arrive chez pres« que tous les jeunes gens des deux sexes qui quittent « le séjour de la campagne pour celui de la ville. Si l'é« nergie de leur volonté est servie par des organes sains « et robustes, l'équilibre ne tarde pas à se rétablir dans « l'exercice des fonctions passagèrement interverties, « sinon un état pathologique se déclare et sert, en quel« que sorte, de crise au travail physiologique qui se

« fait dans l'économie pour mettre l'individu à même de « se proportionner aux nouveaux modificateurs hygiè- « niques au milieu desquels il se trouve.

« Chez Louise D .. , le travail de réaction ne se fit « pas, les altérations de la santé , qui n'avaient fait au- « cun progrès pendant l'hiver, allèrent en augmentant « au retour du printemps, et voilà dans quel état se trou- « vait la malade le 8 mai 1841 : face pâle et amaigrie , « peau mate , menstruation de plus en plus irrégulière « et très-peu abondante, les règles coulaient à peine pen- « dant un jour, au lieu de cinq ou six qui étaient leur « durée ordinaire ; elles étaient précédées et suivies de « crises hystériques qui duraient peu ; mais , pendant « tout l'intervalle d'une époque à une autre , l'estomac « devenait le siége de la névralgie , une douleur vive et « incessante se faisait sentir à l'épigastre qui était tendu « et rémittent ; la pression qui quelquefois exaspérait » cette douleur , la calmait un peu le plus souvent; l'ap- « pétit , le plus ordinairement nul, se réveillait quelque- « fois avec les anomalies qui caractérisent les affections « nerveuses ; rarement les aliments étaient supportés , « le vomissement avait lieu une demi-heure après leur « ingestion , la défécation ne se faisait que tous les cinq « à six jours et avec beaucoup de ténesmes.

« On avait jusqnes là employé vainement chez cette « malade,et les sangsues périodiquement et les emména- « gogues pour rétablir les règles, et les bains, les émol- « lients, les antispasmodiques pour combattre les symp- « tômes nerveux. J'insistai moi-même pendant quelque « temps encore sur l'usage des mêmes moyens en y « ajoutant les préparationc martiales, le sous-nitrate de

« bismuth, etc.; les symptômes ne subirent aucun « amendement. Je ne portais plus alors mon attention « que sur l'état de l'estomac et, pour calmer l'éréthisme « nerveux de cet organe, je pratiquai deux vésicatoires « au marteau à l'épigastre et fis absorber sur chacun » d'eux un demi-grain de sel de morphine. Les effets de » l'opium furent prompts et énergiques et me forcèrent « de suspendre le remède le lendemain; mais la douleur « épigastrique avait disparu presque subitement et les « vomissements qui s'étaient répétés plusieurs fois pen- « dant le jour sous l'influence de l'opium, ne se mon- « trèrent plus le lendemain ni les jours suivants, pen- « dant lesquels je continuai de faire absorber de l'hydro- « chlorate de morphine, mais seulement à la dose d'un « demi grain par jour. Ce traitement fut continué pen- « dant deux semaines en renouvelant les vésicatoires. « Dès-lors les aliments furent bien reçus par l'estomac, « la digestion se rétablit; les martiaux, les toniques et « un régime fortifiant achevèrent la cure et, au bout de « deux mois, la jeune malade avait recouvré la santé, « qu'un séjour de six semaines dans son pays, acheva de « rendre parfaite; la menstruation s'était rétablie abon- » dante et facile. Deux ans se sont écoulés depuis, et « la gastralgie non plus que les phénomènes nerveux « auxquels la dysménorrhée avait donné lieu, n'ont pas « reparu. »

VINGT-CINQUIÈME OBSERVATION.

GASTRALGIE, SUITE DE GASTRITE CHRONIQUE.

Madame G..., âgée de 36 ans, mère de famille, malade depuis quatre ans.

« Cette dame, d'un tempérament sanguin et d'un em-
« bonpoint assez remarquable, fut atteinte, en 1833,
« d'une gastrite aiguë qui fut combattue par des saignées
« locales répétées et un régime émollient long-temps
« continué. Alternativement soulagée par le traitement
« ou exaspérée par des écarts de régime, la maladie,
« sauf quelques mois de répit, se prolongea ainsi pen-
« dant trois ans; elle devint alors stationnaire, tous
« les symptômes aigus s'effacèrent, l'état phlegmasique
« de l'estomac fut déclaré chronique. On continua, de
« loin en loin, l'application de quelques sangsues, la
« malade fut tenue à de légers potages et à des tisanes
« émollientes de veau, de poulet, etc., mais la suscep-
« tibilité de l'estomac devient telle, que ces boissons
« étaient de plus en plus difficilement supportées, les
« aliments étaient rejettés presque immédiatement et le
« lait d'ânesse lui-même ne passait qu'avec une extrême
« difficulté; tels sont, du moins, les renseignements
« que la malade me donna lorsque je fus appelé à lui
« donner des soins dans le courant de l'année 1841.
« Voici dans quel état je la trouvai : amaigrissement con-
« sidérable, face pâle, faiblesse extrême, les fonctions
« du cerveau étaient dans leur état normal, mais la ma-
« lade découragée désespérait de la guérison. La respi-

« ration et les fonctions du cœur n'étaient nullement al-
« térées ; le pouls régulier, mais faible, battait 65 fois
« par minute sans aucune réaction fébrile, à quelle épo-
« que de la journée qu'on l'interrogeât. Les parois ab-
« dominales, le plus souvent rapprochées de la colonne
« vertébrale, se soulevaient dans la région épigastrique
« quelques moments après l'ingestion des aliments par
« le développement des gaz qui se formaient dans l'esto-
« mac, des vomissements avaient lieu sans diminuer la
« tension ni la rénittence de l'épigastre, ces vomisse-
« ments étaient précédés et suivis d'une douleur vive à
« l'orifice cardiaque, douleur que la pression de la main
« augmentait ou réveillait lorsque plusieurs heures s'é-
« taient écoulées depuis l'ingestion des aliments ou des
« boissons. La langue large et humide était légèrement
« blanchâtre, la défécation était presque nulle, une
« selle pénible avait lieu seulement à peu près tous les
« huit jours. Au milieu de tous ces symptômes la mens-
« truation était régulière, mais considérablement amoin-
« drie et le sang qu'elle donnait était faiblement coloré.
« L'examen le plus attentif ne put me faire découvrir,
« ni dans la région cardiaque ni dans le pylore, la moin-
« dre trace d'induration ; les parois de l'estomac n'é-
« taient pas sensibles à la pression qui ne réveillait la
« douleur qu'à l'orifice de l'œsophage. L'absence d'une
« dégénérescence organique soupçonnée d'abord, les
« circonstances commémoratives, le défaut de réaction
« fébrile, l'ensemble de tous les symptômes, etc., me
« firent diagnostiquer une gastralgie, suite de gastrite
« chronique, et je ne désespérai pas de la guérison. Elle
« fut plus prompte que je n'avais osé le promettre.

« Comme dans ce cas il y avait plutôt anémie qu'irri-
« tation, j'hésitai quelque temps à administrer l'opium
« endermiquement, et je ne m'y décidai que lorsque je
« vis que tous les moyens employés pour calmer la dou-
« leur et arrêter les vomissements continuaient, avaient été
« sans résultat. Je pratiquai alors, au niveau de l'orifice
« œsophagien, un vésicatoire au marteau et, sur la sur-
« face dénudée du derme, j'étendis un tiers de grain
« d'hydrochlorate de morphine ; ce pansement fut répété
« le lendemain et les jours suivants. J'usai ainsi pendant
« dix jours trois grains et demi de sel de morphine en
« renouvelant deux fois le vésicatoire. Dès les premiers
« jours la douleur avait été suspendue ; les vomisse-
« ments, d'abord augmentés, s'arrêtèrent progressive-
« ment et, depuis cinq jours, ils n'existaient plus, lors-
« que je suspendis la méthode endermique.

« La malade ne pouvait encore prendre qu'une petite
« quantité d'aliments à la fois ; la digestion, toujours
« lente et pénible, était accompagnée d'éructations
« fréquentes, l'épigastre redevenait tendu et sonore ; la
« maladie continuait, moins ses deux symptômes prin-
« cipaux, enlevés par l'opium. C'est alors que je com-
« mençai l'usage de la strychnine en pilules d'un quin-
« zième de grain, une le matin et une le soir; quelques
« jours après, une toutes les huit, puis toutes les six
« heures. Sous l'influence de ce moyen, continué pen-
« dant près d'un mois, l'appétit se réveilla, les forces
« digestives s'accrurent, tous les aliments furent de plus
« en plus facilement supportés ; l'estomac s'accommodait
« de préférence de ceux qui étaient les plus excitants ; la
» viande de bœuf et de mouton étaient digérées parfaite-

« ment ; tandis que les potages , les herbages et le lait « qui, pendant si long-temps, avaient été la nourriture « exclusive et difficilement tolérée de la malade, étaient « encore d'une digestion lente et laborieuse. Les forces « générales se rétablirent avec assez de rapidité, les rè- » gles revinrent plus abondantes et plus colorées. Enfin, « au bout de trois mois, la malade n'avait plus que le « souvenir d'une affection qui avait duré quatre ans et « qui paraissait menacer sa vie. »

Malgré le bon effet de la méthode endermique dans ce cas, je suis persuadé qu'elle n'a agi ici que comme un utile auxiliaire et qu'à la rigueur la styrchnine et les toniques, médicamenteux ou alimentaires, auraient suffi pour obtenir la guérison dans un temps plus long sans doute, mais avec autant de certitude. C'est là, comme je l'ai dit, un de ces cas où l'homœopathie triomphe par le régime tonique qu'elle prescrit et qu'elle fait précéder de l'administration de la noix vomique.

VINGT-SIXIÈME OBSERVATION.

GASTRALGIE ESSENTIELLE.

J'appelle de ce nom les névralgies arrivant sans autre cause connue ou appréciable que la prédisposition qui résulte du tempérament nerveux. De même que chez les sujets pléthoriques il se fait souvent des jetées sanguines ou inflammatoires sur un organe qui reste ainsi long-temps disposé aux récidives de la même maladie, ainsi chez les individus doués d'un tempérament essentiellement nerveux, l'afflux nerveux ou l'exubérance d'activité du système nerveux, se porte sur un point, s'y dépense incessamment en pervertissant les fonctions de l'organe qu'elle envahit et jette un trouble profond dans le reste de l'économie, sans qu'on puisse attribuer à cet état pathologique une autre cause qu'une espèce de pléthore nerveuse.

Madame L...., âgée de 30 *ans, malade depuis sept ans.*

« Cette dame, excessivement impressionnable, a subi « dès les premiers temps de la nubilité, toutes les con- « séquences d'un tempérament éminemment nerveux. « La menstruation s'est établie péniblement et s'est long- « temps accompagnée de crises hystériques ; néanmoins « elle a fini par devenir régulière ; les accès hystériques « se sont progressivement effacés, et ce n'est qu'après « leur disparution que la gastralgie s'est montrée. Lé- « gère d'abord et caractérisée par une douleur fugitive « à l'épigastre, au bout de quelques mois elle a com- « mencé à altérer les fonctions de l'estomac. Supportée « ainsi pendant plusieurs années, la maladie à laquelle « on n'opposait que quelques moyens généraux et hygié- « niques insuffisants, a fini par prendre un caractère « plus grave et a préoccupé sérieusement la malade. La « douleur épigastrique est devenue fixe et constante, les « digestions se sont de plus en plus troublées, des vomis- « sements fréquents se sont établis, la défécation a été « difficile ; mais comme l'appétit se soutenait et que les « forces et les apparences de la santé restaient encore, « la maladie était regardée comme facilement curable. « Je n'énumérerai pas les traitements divers suivis par « Mme L.... Dans les différentes villes où la profession

« de son mari l'obligeait à résider, elle se mettait entre « les mains de médecins recommandables et s'abandon- « nait à leurs soins. Traitée alternativement pour une « gastrite, une gastralgie et même pour une affection « organique de l'estomac, elle revint à Lyon décidée à « suivre les prescriptions d'une consultation signée de « praticiens honorables qui, ayant cru reconnaître quel- « ques points indurés, soit à la paroi antérieure de « l'estomac, soit au pilore, avaient, entre autres choses, « recommandé l'application de deux cautères sur l'épi- « gastre.

« Voici dans quel état se trouvait la malade dans le « mois de mai, époque à laquelle je fus appelé à lui « donner des soins : face pâle, amaigrissement général « assez sensible; néanmoins état normal de toutes les « fonctions excepté celles des organes digestifs ; l'appé- « tit est régulier, mais aussitôt que la malade veut le « satisfaire, une douleur, que depuis plusieurs années « elle ressent à l'épigastre, devient à l'instant plus vive, « et peu d'instants après le repas des vomissements « continuels se manifestent et ne cessent que lorsque la « dernière parcelle des aliments ingérés a été rejetée. « La douleur épigastrique s'apaise alors sans cesser « complètement, il y a des éructations et des borborig- « mes fréquents; ces symptômes se répètent chaque jour « toutes les fois que la malade, sollicitée par son appé- « tit, se décide à manger; cet état est devenu habituel « et dure ainsi depuis un an ; seulement par intervalle « et pendant un et quelquefois deux jours, l'estomac, « quoique toujours douloureux, reprend le plein exer- « cice de ses fonctions et les aliments, de quelque nature

« qu'ils soient, sont supportés et digérés comme dans « l'état normal. Dans ces courtes périodes de mieux, la « figure de la malade reprend son expression habituelle, « la coloration de la santé renaît, mais l'espoir entrevu « d'une guérison prochaine et spontanée ne tarde pas à « se dissiper par le retour des vomissements.

« Ces intervalles de temps pendant lesquels l'estomac « recouvrait l'usage de ses fonctions, me firent penser, « avec raison, qu'il n'y avait chez cette malade ni gas- « trite aiguë ou chronique, ni lésion organique; je me « convainquis de la non-existence de l'une et l'autre de « ces deux affections, et par les circonstances commé- « moratives et par l'examen attentif de l'état actuel. « L'absence complète des signes de la gastrite qu'aurait « au moins décelée quelques traces de réaction fébrile, « porta davantage mon attention sur la possibilité de « l'existence d'une dégénérescence organique; mais l'in- « vestigation la plus minutieuse ne put me faire trouver « ces duretés soupçonnées plutôt que signalées par deux « médecins, soit à la paroi antérieure de l'estomac, « soit au pylore; l'amaigrissement d'ailleurs n'étant pas « en proportion avec la durée de la maladie et l'aspect « de la malade en éloignait encore plus l'idée. Dès-lors « je fus à peu près convaincu qu'il n'y avait là qu'une « gastralgie, et j'eus peu de peine à décider Mme L.... à « se soumettre au traitement que je proposai; résignée « qu'elle était à se laisser placer les deux cautères qu'on « lui avait conseillés antérieurement.

« Dès le lendemain, je pratiquai un vésicatoire au « marteau sur le point douloureux de la région épigas- « trique et j'étendis un demi-grain d'hydrochlorate de

« morphine sur la surface dénudée du derme. Les effets « de l'opium furent prompts et énergiques, des vomis- « sements se manifestèrent et durèrent toute la journée; « des vertiges, de la somnolence, puis un sommeil as- « sez profond avec une sueur abondante, etc.; la sus- « ceptibilité de la malade rend parfaitement raison « des effets déterminés par une si faible dose du médica- « ment. Le jour suivant, le pansement fut renouvelé de « la même manière; les effets de l'opium furent aussi « marqués, mais la douleur épigastrique s'effaça pres- « que entièrement pour cesser complètement le troi- « sième jour; les vomissements s'arrêtèrent en même « temps. Le vésicatoire étant sec, un second fut appli- « qué et je continuai encore pendant trois autres jours « l'administration endermique du sel de morphine (3 « grains en six jours). Depuis ce moment il n'y eut plus « ni douleur, ni vomissements, ni nausées, les fonc- « tions digestives se rétablirent en très-peu de jours, les « forces revinrent avec elles, et pendant huit mois ren- « due à un état de santé parfait, Mme L... n'éprouva « aucune récidive de sa maladie. A cette époque, une « émotion morale assez vive et peut-être aussi quelques « écarts de régime, ramenèrent les vomissements; et « comme le régime émollient et la diète ne les calmèrent « pas, la malade sollicita instamment l'application d'un « nouveau vésicatoire qui eut le même succès que la « première fois. Deux grains de sel de morphine en « quatre jours suffirent pour faire justice du retour des « accidents. Parmi les phénomènes que l'emploi de « l'opium manifesta cette fois, il en est un qu'une cir- « constance fortuite fit découvrir et que je n'avais pas

« observé auparavant, faute peut-être d'y avoir fait at-
« tention, ni chez cette malade, ni chez d'autres, c'est
« le suivant : La sueur était très-abondante et la malade
« en passant sa langue sur sa lèvre supérieure qui en
« était inondée, s'aperçut qu'elle avait une sueur ex-
« trêmement salée ; la même expérience, répétée sur les
« membres ou sur le tronc, donna le même résultat. Je
« ne cherche pas dans ce moment à me rendre compte de
« la portée que peut avoir cette remarque, peut-être
« simplement individuelle, je me borne à la consigner
« ici, me réservant de vérifier plus tard sur d'autres
« malades si elle peut se généraliser. »

Je borne aux trois faits que je viens de rapporter, tout ce que je veux dire de la méthode endermique employée contre la gastralgie ; j'ai choisi exprès des névralgies de causes différentes pour montrer les modifications que j'ai dû apporter à leur traitement. Sans doute, il m'eût été facile de rapporter un plus grand nombre d'observations, mais c'eût été m'exposer à des redites inutiles et sans intérêt pour la science.

Avant de parler des névralgies intercostales, etc., par lesquels je terminerai ce mémoire, je dois dire que je suis fortement porté à penser que la méthode endermique employée dans l'hystérie et dans quelques cas d'hypocondrie, pourrait avoir des résultats avantageux. Quelques faits trop rares encore et pas assez décisifs fortifieraient mon opinion. J'ai commencé quelques études sur ce sujet, mais comme elles ne sont pas encore assez avancées et qu'elles sont plus théoriques que pratiques, je me borne à signaler ces nouveaux points d'expérimentation.

NÉVRALGIES INTERCOSTALES

TRAITÉES PAR LA MÉTHODE ENDERMIQUE.

On a trop écrit dans ces derniers temps sur les névralgies intercostales, pour que nous ayons la prétention d'ajouter quelque chose à leur histoire théorique ; et, d'ailleurs, dans le mémoire que nous avons entrepris, évitant avec soin la partie dogmatique, suffisamment connue, des questions que nous avons traitées, nous nous sommes attachés surtout et à notre seul point de vue, à élucider leur côté pratique. Si quelques données théoriques se sont trouvées sous notre plume, c'est qu'elles ressortaient des faits que nous citions et nous semblaient, en quelque sorte, converties en préceptes pour le résultat de nos observations.

Nous suivrons la même marche dans ce chapitre que dans les précédents, et c'est par des faits surtout que nous appuierons l'excellence de la méthode endermique, car c'est à elle encore que dans cette espèce de névralgies, comme dans les autres, nous avons dû les succès les plus prompts et les plus décisifs.

VINGT-SEPTIÈME OBSERVATION.

NÉVRALGIE INTERCOSTALE DE CAUSE RHUMATISMALE.

Mademoiselle M...., âgée de 20 ans, blonde, d'un tempérament nerveux-lymphatique, malade depuis quatre mois.

« Cette demoiselle était affectée depuis trois ans de « douleurs rhumatismales erratiques qui se portaient « alternativement sur les muscles des extrémités supé- « rieures et inférieures et quelquefois aussi sur ceux des « parois thoraciques. Dans ce dernier cas, la douleur « était essentiellement musculaire, exaspérée par le « toucher, par les mouvements de la respiration et par « ceux des extrémités supérieures.

« La malade n'avait opposé aucun remède à cette af- « fection qui, du reste, n'était que passagère ; elle se « bornait à porter une camisolle de flanelle pour garan- « tir la poitrine de l'invasion rhumatismale qui, effecti- « vement, depuis cette précaution ne s'était guères por- « tée que sur les extrémités.

« Sans cause connue ou appréciable, le rhumatisme « cessa de se faire sentir, et au bout de quelque temps, « soit par l'oubli de la précaution qui garantissait le « thorax, soit par le simple effet de la température « froide et humide, à l'approche de l'hiver Mlle M.... « éprouva des douleurs vives, fixées d'abord dans la ré- « gion précordiale et s'étendant plus tard jusqu'au des- « sous de l'omoplate gauche en suivant une ligne qui « marquait d'une manière précise le trajet du sixième « nerf intercostal.

« Ces douleurs aiguës et lancinantes étaient irrégulié- « rement intermittentes et plus intenses la nuit que le « jour. Leur nature, au dire même de la malade, était « différente de celles qu'elle éprouvait antérieurement ; « elles n'étaient augmentées qu'à un faible degré par les « mouvements des membres supérieurs et par ceux du « thorax dans la respiration. Tout cela excluait l'idée

« que l'on dut avoir à traiter un rhumatisme musculaire.
« L'absence de tout symptôme de névrôse du cœur ras-
« surait aussi sur l'état de cet organe. Il n'y avait donc
« là évidemment qu'une névralgie du sixième nerf in-
« tercostal, caractérisée par un point extrêmement dou-
« loureux sur une surface d'un pouce de diamètre, cor-
« respondant à la pointe du cœur et un autre un peu
« moins sensible au niveau de l'angle inférieur de l'omo-
« plate. Dans l'espace intercostal la pression éveillait
« une sensation plutôt pénible que douloureuse. Cet état
« durait depuis quatre mois avec des alternatives de sou-
« lagement et de recrudescence, lorsque je fus appelé
« auprès de la malade. Toutes les fonctions étaient dans
« l'état normal et rien ne contr'indiquant l'emploi exté-
« rieur de l'opium, je soumis de suite Mlle M.... à la
« méthode endermique. Dès le lendemain de ma pre-
« mière visite, je pratiquai un vésicatoire au marteau sur
« chacun des points douloureux et un demi-grain de sel
« de morphine fut étendu sur le derme dénudé. L'effet
« de l'opium fut assez peu sensible le premier jour; le
« jour suivant la dose fut doublée et continuée ainsi
« pendant six jours. Les phénomènes produits par le mé-
« dicament allèrent en augmentant et, quoiqu'ils ne
« fussent pas portés au point de donner la moindre in-
« quiétude, les vertiges continuels, les vomissements
« fréquents et le malaise général firent reculer la malade
« devant la continuation de la médication, aussi bien
« depuis deux jours la douleur s'était tout-à-fait effacée.
« Néanmoins, je pressentais que la maladie n'était pas
« guérie; l'amélioration ne se soutint, en effet, que pen-
« dant quelques jours, au bout desquels une émotion un

« peu vive ramena la névralgie aussi intense qu'auparavant ; la malade redemanda alors elle-même de nouveaux vésicatoires et, pendant huit jours, elle permit de les saupoudrer à chaque pansement avec un grain d'hydro-chlorate de morphine, quoique dès le second jour la douleur eut complètement disparu. Les effets de l'opium furent aussi énergiques qu'ils l'avaient été d'abord, puis ils allèrent en s'amoindrissant sans que je fusse obligé de diminuer les doses. Ainsi saturé par le sel de morphine, le nerf affecté devint insensible, et depuis cinq mois que la névralgie est guérie, les douleurs rhumatismales qui l'avaient précédées, n'ont fait qu'une courte apparition ; traitées par d'autres moyens, elles ont complètement disparu. »

Dans cette observation le traitement a été plus long qu'il ne l'est ordinairement, et je n'hésite pas à attribuer la résistance de la névralgie à la nature de sa cause, essentiellement rhumatismale. Il n'est pas rare de voir des névralgies intercostales enlevées par deux ou trois applications de sel de morphine ; mais je crois que souvent la récidive est à craindre lorsque la méthode endermique n'est pas continuée pendant quelques jours encore après la cessation de la douleur.

Si j'ai placé en première ligne le fait que je viens de rapporter, c'est pour montrer, d'une part, que lorsque la névralgie est rebelle à l'action sédative de l'opium, on peut souvent lui soupçonner une cause rhumatismale et, d'autre part, pour établir la conduite à tenir afin d'éviter les récidives.

Dans les faits suivants on verra avec quelle facilité la maladie a cédé, quelles que fussent son ancienneté et son intensité ; quelquefois même l'opium administré à l'intérieur a suffi pour obtenir la guérison.

J'emprunte de préférence ces observations à l'un de mes confrères, M. le docteur Paul Brun qui, ayant été témoin des succès obtenus par la méthode endermique à l'Hôtel-Dieu, l'a transportée avec bonheur et discernement dans sa pratique.

VINGT-HUITIÈME OBSERVATION.

(Communiqué par M. Paul Brun.)

NÉVRALGIE INTERCOSTALE DROITE.

Vésicatoire au marteau sur le point douloureux. — Absorption, à deux reprises différentes, de 5 centigrammes d'hydro-chlorate de morphine. — Guérison.

« Dans le mois de juin 1842, le nommé Chovaut, « menuisier, âgé de 40 ans, se présente à moi, se plai- « gnant d'une douleur persistante et très-incommode, « siégeant à la partie antérieure de la poitrine. Ce ma- « lade est assez faiblement constitué, il est pâle, d'un « tempérament bilioso-nerveux, a été, à plusieurs re- « prises, atteint de douleurs articulaires et habite de- « puis plusieurs années un appartement bas, obscur et « mal aéré. Depuis plus d'un mois il ressent une dou- « leur vive, continue, avec exacerbation siégeant au ni- « veau des cartilages des neuvième et dixième côtes « droites dans la direction des espaces intercostaux cor- « respondants et occupant un espace de 3 à 4 centimè- « tres carrés ; cette douleur est plutôt gravative que

« lancinante : elle augmente par la pression, par le « décubitus horizontal dans les grands mouvements ins- « piratoires et surtout dans la flexion du tronc en avant « et du côté malade, les neuvième et dixième espaces in- « tercostaux sont quelquefois parcourus par des élance- « ments douloureux. Il y a une douleur légère et conti- « nue aux niveaux des points postérieurs correspon- « dants aux espaces intercostaux déjà indiqués. Une aus- « cultation attentive ne décèle aucun désordre du côté « des appareils respiratoires et circulatoires ; les fonc- « tions digestives s'accomplissent normalement. Le dia- « gnostic ne pouvait être douteux ; j'avais sous les yeux « une névralgie dorso-intercostale. J'appliquai sur le « point douloureux un vésicatoire au marteau, et je « commençai immédiatement par faire absorber 5 centi- « grammes d'hydrochlorate de morphine ; le narcotisme « ne se manifesta que très-légèrement par quelques « tournoiements de tête. La douleur fut notablement di- « minuée et la nuit suivante le malade put dormir, ce « qu'il n'avait pas fait depuis plus de huit jours. Le len- « demain, nouvelle absorption de 5 centigrammes de « morphine ; cessation complète de la douleur. »

J'ai revu depuis très-souvent le malade qui a fait le sujet de cette observation, il n'a ressenti, dans l'espace de plusieurs mois, que quelques atteintes passagères et légères de sa névralgie.

VINGT-NEUVIÈME OBSERVATION.

(Communiqué par M. P. Brun.)

NÉVRALGIE INTERCOSTALE GAUCHE.

Vésicatoires au marteau. ---- Administration de l'hydrochlorate de morphine par la méthode endermique. ---- Guérison.

« Dans le mois de juin 1842, je fus appelé à donner « des soins à une couturière qu'une douleur vive dans « le côté gauche de la poitrine empêchait de dormir de- « puis plus de huit jours. Cette malade, âgée de 28 ans, « d'une constitution faible, d'un tempérament lympha- « tico-nerveux, n'a jamais eu de rhumatismes articu- « laires, et sa menstruation a toujours été assez régu- « lière. A la suite d'un refroidissement elle éprouva su- « bitement du côté gauche de la poitrine et à la partie « antérieure des espaces intercostaux compris entre la « neuvième et onzième côtes, une douleur fixe, lanci- « nante, continue et avec exacerbation et occupant un « espace de quelques centimètres carrés. Cette douleur « se prolongeait quelquefois jusqu'à l'épigastre, mais ne « dépassait jamais la ligne moyenne du tronc ; les élan- « cements douloureux se propageaient quelquefois jus- « qu'à la partie moyenne et postérieure des espaces in- « tercostaux indiqués ; ils augmentaient par la pression « et surtout par le décubitus horizontal et les grandes « inspirations. Pas de phénomènes généraux, si ce n'est « un accablement assez marqué, résultat de la conti-

« nuité d'une douleur vive et d'une insomnie prolongée.
« Rien n'indiquait la plus légère lésion des organes res-
« piratoires ou des viscères abdominaux. Le diagnostic
« ne pouvait être douteux ; cette malade était atteinte
« d'une névralgie dorso - intercostale des plus tran-
« chées.

Traitement. — « J'ordonnai, pendant quelques jours, « des sinapismes sur le point douloureux et des calmants « à l'intérieur, qui ne produisirent qu'une très-légère « amélioration. Les souffrances de la malade étaient « telles, qu'elle demandait instamment l'emploi de la mé- « dication la plus prompte et la plus énergique. Je pra- « tiquai, coup sur coup, dans l'espace occupé par la « plus vive douleur, 2 vésicatoires au marteau, et je fis « absorber immédiatement sur l'une et l'autre surface « dénudée, 3 centigrammes d'hydrochlorate de mor- « phine. Le narcotisme se manifesta en quelques mi- « nutes et avec une grande intensité ; obscurcissement « complet de la vue, visions fantastiques, vomisse- « ments, etc., etc. J'avoue que j'eus un instant quel- « ques inquiétudes et que je fis administrer les acides « végétaux. Le narcotisme durait à peine depuis quel- « ques minutes, que déjà la douleur avait complète- « ment cessé, et je n'eus pas besoin de recourir à un « second pansement. »

TRENTIÈME OBSERVATION.

(Communiqué par M Paul Brun.)

NÉVRALGIE INTERCOSTALE.

Administration de la morphine par la méthode endermique. --- Guérison.

« Une fille de 50 ans, d'une assez bonne santé, est « affectée d'une douleur rhumatismale qui siége habi- « tuellement dans l'articulation scapulo-humérale droite; « elle fait remonter l'invasion de cette douleur aux inon- « dations du mois de novembre 1840, époque à laquelle « elle a été soumise à l'action prolongée de l'humidité. « Dans le mois de mars 1842, elle est prise, tout à « coup et sans cause connue, d'une douleur extrême- « ment vive et circonscrite siégeant à la partie inférieure « du côté droit de la poitrine à quelques centimètres en « dehors de l'appendice xyphoide. Appelé pour lui don- « ner mes soins, je reconnais, après un examen atten- « tif, une névralgie de la huitième paire intercostale « droite. Je pratiquai immédiatement, sur le lieu même « de la douleur, 2 vésicatoires au marteau, à l'aide des- « quels je fis absorber, en moins d'un quart d'heure, « environ 5 centigrammes d'hydro-chlorate de mor- « phine. Le narcotisme se déclara promptement et « avec une assez grande intensité. A peine les premiers « effets de l'opium commencèrent-ils à se manifester, que « déjà la douleur n'existait plus et que la malade me « témoignait, dans les termes les plus explicites, son

« étonnement et sa joie d'un aussi prompt soulagement.
« Lorsque le narcotisme se dissipa, des sueurs très-
« abondantes survinrent et, le lendemain, le sujet de
« cette observation, que depuis trois jours la douleur
« avait jetté dans un abattement complet, reprit ses oc-
« cupations. Les vésicatoires suppurèrent abondamment
« pendant plusieurs jours. J'ai revu la malade, la gué-
« rison s'est parfaitement maintenue. »

Ces succès remarquables, obtenus par M. le docteur Brun au moyen de l'absorption endermique d'un ou deux grains seulement de sel de morphine, même dans des névralgies de causes rhumatismales, sont bien de nature à encourager dans l'application de cette méthode de traitement. Je n'ai pas toujours été aussi heureux, et je crois qu'il ne faut pas s'attendre non plus toujours à une réussite aussi prompte. C'est souvent par un excès de précaution que je continue de faire absorber de l'opium pendant quelques jours après la cessation de la douleur; mais souvent aussi quand j'ai voulu céder trop tôt à la volonté des malades qui se croyaient guéris, j'ai été obligé de recommencer le traitement et d'augmenter la dose du sel de morphine afin de produire une saturation quelquefois indispensable. Je crois qu'en suivant cette pratique on aurait pu compter un succès de plus dans l'observation ci-après qui est restée sans résultat.

TRENTE-UNIÈME OBSERVATION.

(Communiqué par M. Paul Brun.)

NÉVRALGIE DE LA SEPTIÈME PAIRE, SUIVIE D'UNE NÉVRALGIE INTERCOSTALE.

Guérison de l'une et de l'autre par l'absorption endermique de l'hydro-chlorate de morphine. — Récidive au bout de six mois.

« Mlle ***, âgée de 28 ans, d'une constitution détério-
« rée par une syphilis constitutionnelle très-ancienne, est
« sujette à des élancements passagers et douloureux sur
« le trajet de différents cordons nerveux et présente, à
« un haut degrés, les caractères de ce qu'on pourrait
« appeler la *diathèse névralgique*. Au mois de juillet 1842,
« elle fut prise d'une névralgie de la septième paire du
« côté gauche, siégeant spécialement dans les rameaux
« temporaux et cervicaux. Les petits moyens ordinaires
« ayant été sans effet, je pratiquai, avec la pommade am-
« moniacale, derrière l'oreille correspondante, un petit
« vésicatoire de la largeur d'une pièce de 2 francs, et je
« fis absorber un peu moins de 5 centigrammes d'hydro-
« chlorate de morphine. Au bout de quelques minutes
« les phénomènes du narcotisme se manifestèrent et,
« après leur cessation, la névralgie avait beaucoup di-
« minué d'intensité. Le lendemain, nouvelle absorption
« d'une même dose de morphine ; disparution de la
« névralgie.

« La névralgie faciale était complètement guérie, lors-« que Mlle *** éprouva, au-dessous du sein gauche à la « partie antérieure du huitième espace intercostal, une « douleur offrant tous les caractères de la névralgie in-« tercostale. Je pratiquai, cette fois, un vésicatoire au « marteau et je fis absorber de 5 à 6 centigrammes de « morphine. Le narcotisme fut très marqué, la névral-« gie céda à cette première application. La guérison se « maintint plusieurs mois. J'ai appris, il y a quelques « jours, par mon ami le docteur Teissier qui donne des « soins à Mlle ***, que les douleurs névralgiques avaient « reparu, soit à la face, soit à la poitrine, et qu'il « avait employé avec fort peu de succès l'hydro-chlorate « de morphine, dont j'avais obtenu de si prompts et de « si heureux résultats. Ce n'est pas, du reste, la pre-« mière fois que j'ai pu constater que l'efficacité des « opiacés dans les névralgies allait en s'amoindrissant à « mesure qu'on en réitérait l'emploi. »

Lorsque la douleur névralgique est récente ou légère, ou bien alors que les points douloureux sont trop multipliés pour pouvoir les attaquer simultanément par les vésicatoires, il m'est souvent arrivé d'employer avec succès les pilules de sulfate de morphine et de cyanure de potassium dont j'ai donné plus haut la formule. D'autres sédatifs peuvent aussi être mis en usage avec un résultat avantageux, ainsi que le témoignent les deux observations suivantes.

TRENTE-DEUXIÈME OBSERVATION.

(Communiquée par le docteur Paul Brun.)

NÉVRALGIE DES DERNIÈRES PAIRES DORSALES ET DE LA PREMIÈRE PAIRE LOMBAIRE.

Fomentations narcotiques. — Morphine à l'intérieur. — Guérison.

« Une femme de 40 ans, cabaretière, abondamment « pourvue de tissu cellulaire graisseux, et d'un tem- « pérament lymphatique sanguin, éprouvait depuis les « inondations de 1840, des douleurs rhumatismales « erratiques, soit articulaires, soit musculaires ; à des « reprises differentes elle en a ressenti de très-vives dans « la région ombilicale. Au mois de mai 1842, les dou- « leurs ombilicales se reproduisirent avec une grande « intensité : elles étaient gravatives, continues, exaspé- « rées par la plus légère pression, de telle sorte que le « poids des couvertures était intolérable au dire de la « malade ; la douleur était superficielle et occupait, au- « tour de l'ombilic, une surface cutanée qu'il était dif- « ficile de circonscrire nettement, de 3 à 4 centimètres « de rayon environ ; des élancements douloureux se « propageaient quelquefois du côté des lombes et des « derniers espaces intercostaux ; les régions hypogas- « trique et épigastrique n'étaient point comprises dans « le cercle douloureux. Le cas me paraissant assez inso- « lite, je questionnai la malade et j'interrogeai les fonc-

« tions avec beaucoup d'attention. Les caractères de la « douleur me semblèrent différer notablement de ceux « de l'entéralgie où des coliques proprement dites ; pas « d'évacuations alvines ; à l'invasion de la douleur il y « eut une légère vomiturition de matières muqueuses. « Pas d'autres phénomènes généraux qu'un accablement « assez marqué produit par l'intensité de la douleur. Il « était impossible de ne pas reconnaître là une névralgie « des parois abdominales ; cherchant à me rappeler la « disposition anatomique des branches nerveuses que « parcourent ces parois, je crus pouvoir assigner pour « siége à la douleur les rameaux cutanés de la dou- « zième paire intercostale et de la première lombaire « qui, comme on le sait, vont se distribuer dans la « peau de la région ombilicale. L'invasion brusque de « la douleur, l'existence d'une véritable diathèse rhu- « matismale chez la malade qui fait le sujet de cette ob- « servation, l'efficacité du traitement que j'ai employé, « ne permettent pas de mettre en doute la nature névral- « gique de l'affection.

Traitement. — « Je prescrivis des fomentations sur la « région douloureuse avec une décoction concentrée de « morelle et de datura stramonium ; j'administrai une « potion avec 6 centigrammes d'hydrochlorate de mor- « phine à prendre dans le courant de la journée. Le nar- « cotisme fut assez marqué; quelques heures après l'em- « ploi de ces moyens, la douleur cessa complètement. « J'ai revu la malade plusieurs fois depuis ; la guérison « s'est parfaitement maintenue ; elle conserve seulement « sa disposition habituelle aux douleurs rhumatismales « erratiques. »

TRENTE-TROISIÈME OBSERVATION.

(Communiqué par M. le docteur Paul Brun.)

NÉVRALGIE SIMULTANÉE DE PLUSIEURS PAIRES INTERCOSTALES ET LOMBAIRES.

Médication diaphorétique; hydrochlorate de morphine à l'intérieur. —— Guérison.

« Un jeune peintre, d'une constitution éminemment im-« pressionable et nerveuse, après s'être exposé plusieurs « heures à l'humidité un jour de dégel et avoir eu les « pieds mouillés pendant une partie de la journée, est « pris, dans la soirée, de frissons qui occupent spécia-« lement la partie postérieure du tronc; aux frissons « succèdent des élancements douloureux qui partent des « deux côtés de la région dorsale et lombaire de l'épine, « qui se propagent sur les côtés dans la direction des « espaces intercostaux et jusque vers la ligne médianne « et antérieure du tronc. Le malade, pressé de ques-« tions sur la nature et le caractère de ces douleurs, « répond qu'elles tiennent à la fois du frisson et des dou-« leurs lancinantes proprement dites; qu'elles se font « spécialement sentir entre les deux épaules et sur le de-« vant de la poitrine, qu'elles se propagent d'arrière en « avant, dans la direction des côtes, qu'elles sont in-« termittentes et séparées par des intervalles inégaux. « C'est surtout dans les espaces intercostaux qui occu-« pent le tiers moyen de la poitrine, à la partie anté-« rieure et postérieure de ces espaces, que les points

« douloureux sont le plus marqués et le plus perma-
« nents. Dans la région lombaire la douleur est beau-
« coup plus fugace et plus légère. En examinant plus at-
« tentivement, il m'est facile de reconnaître que les élan-
« cements douloureux occupent spécialement les sixiè-
« me, septième et huitième espaces intercostaux et
« qu'ils se font surtout sentir aux extrémités antérieures
« et postérieures de ces espaces, au niveau des points où
« les nerfs intercostaux fournissent les rameaux perfo-
« rants qui vont à la peau. Les mouvements du thorax
« et la pression n'augmentent que très-légèrement la dou-
« leur. Il y a un peu d'accélération du pouls et de cha-
« leur à la peau; coryza léger et céphalalgie frontale peu
« intense; toux rare, pas d'expectoration, rien à
« l'auscultation; je crus d'abord que j'avais sous les yeux
« les prodrômes d'une fièvre catarrhale. Au bout de
« trois jours l'état du malade restant le même, je dus
« modifier mon diagnostic. Le caractère névralgique
« de la maladie se dessina de plus en plus, je conseillai
« les boissons diaphorétiques; je fis appliquer des sina-
« pismes sur les régions douloureuses; les intermitten-
« ces étant assez marquées, je prescrivis une potion
« dans laquelle j'associai l'hydro-chlorate de morphine au
« sulfate de quinine. Il y eut des sueurs abondantes et
« quelques phénomènes de narcotisme. A la fin du troi-
« sième jour, les douleurs cessèrent complètement.

« Chez le malade qui fait le sujet de cette observation,
« les points douloureux étaient trop multipliés pour que
« je songeasse à faire absorber le médicament narcotique
« par la méthode endermique. »

NÉVRALGIE BRACHIALE.

Je n'ai vu que deux fois le plexus brachial ou du moins les nerfs qui en émanent, affectés de névralgie. Traitée comme la névralgie sciatique, celle-ci a été guérie également par la méthode endermique ; je ne citerai que celle de ces deux observations où l'intensité de la douleur a nécessité un traitement plus long.

TRENTE-QUATRIÈME OBSERVATION.

Hélène Govignon, âgée de 42 ans, entrée au n° 7 de la salle St-Charles, le 12 *mai* 1841, malade depuis deux mois.

« Cette femme, d'une constitution forte, d'un tempé-« rament sanguin, jouissait auparavant d'une bonne « santé ; elle ne sait à quelle cause attribuer sa mala-« die ; elle se lavait fréquemment le col, la poitrine, les « épaules et les bras à l'eau froide ; c'était chez elle une « ancienne habitude de laquelle elle ne s'était jamais « mal trouvée, lorsqu'un jour, peu de temps après cette « ablution, elle éprouva une douleur assez vive sur le « moignon de l'épaule et à la partie interne du bras « gauche. Cette douleur alla chaque jour en augmen-« tant, elle existait depuis deux mois lorsque la malade « entra à l'Hôtel-Dieu. Voici dans quel état je la trouvai: « Douleurs lancinantes et atroces dans l'épaule et le bras, « ne s'étendant pas plus bas que l'articulation du coude, « exacerbation toutes les cinq minutes, tellement vio-« lente, que la malade pousse des cris et se roule dans

« son lit. La pression sur le trajet des cordons nerveux « exaspère leur sensibilité ; d'ailleurs le membre affecté « n'offre aucun signe physique de maladie, il n'y a « point de rougeur, point de gonflement ; le mouve- « ment des articulations est libre, toutes les fonctions « générales sont dans leur état naturel, la menstruation « est régulière et normale, il n'y a pas de phénomènes « généraux et sympathiques, le pouls est fort et plein, « mais sans accélération fébrile. Je commence, néan- « moins, par soumettre la malade au traitement anti- « phlogistique, une saignée générale est pratiquée, le « lendemain des sangsues sont placées sur les parties « douloureuses, des boissons émollientes et des potions « calmantes sont administrées sans aucune amélioration « notable dans les douleurs. J'applique alors un vésica- « toire au marteau sur le moignon de l'épaule et à la « partie interne du bras, et je fais absorber un quart de « grain de sel de morphine sur chacune des surfaces dé- « nudées. Une demi-heure après des vomissements « surviennent, puis une somnolence qui dure douze « heures en s'accompagnant de soubresauts. Je continue « le traitement pendant vingt-quatre jours, en renouve- « lant, de temps en temps, les vésicatoires et augmen- « tant progressivement la dose du sel de morphine, qui « n'a jamais dépassé un grain par jour. Les douleurs « s'effacent insensiblement et finissent par disparaître « tout-à-fait. Pendant la durée du traitement la malade « a eu ses règles, mais sans avoir voulu le déclarer, « dans la crainte de voir suspendre l'emploi des moyens « qui la soulageaient. Du reste, cette évacuation s'est « faite d'une manière aussi régulière qu'à l'ordinaire.

«Après la cessation des douleurs le membre étant resté
« faible et presque insensible , sa chaleur, au dire de la
« malade, étant moins élevée que celle du bras opposé;
« je pensai que c'était le cas d'employer la strychnine à
« l'intérieur, et je commençai par une pilule d'un cin-
« quième de grain , qui n'eut aucun effet le premier
« jour. Le lendemain et les trois jours suivants , je por-
« tai la dose de deux à trois pilules; des secousses nom-
« breuses se déclarèrent et , quoique plus fréquentes
« dans le membre malade, s'étendirent sur toutes les ex-
« trémités, mais elles ne réveillèrent pas les douleurs et
« n'eurent pour résultat que de rendre la force et la li-
« berté des mouvements au bras qui les avait perdus.
« Je cessai l'usage de la strychnine , les secousses allè-
« rent pendant deux jours en s'amoindrissant, puis elles
« s'arrêtèrent tout-à-fait , la malade était guérie et put
« reprendre , dès le lendemain de sa sortie de l'hôpital,
« son travail si long-temps interrompu.»

CRAMPES MUSCULAIRES.

La contraction involontaire et douloureuse d'un ou de plusieurs muscles , que l'on appelle *crampe musculaire* , est toujours l'effet d'une irritation quelconque ou physique ou spéciale , portée sur les nerfs qui se distribuent à ces muscles ; quelquefois aussi elle dépend de l'état général de sur-excitation du système nerveux. Ce sont surtout les muscles fléchisseurs du pied et des orteils qui présentent cette affection , rarement la rencontre-t-on à l'avant-bras et à la main. Lorsque ces crampes sont passagères et ne reviennent qu'à des époques éloignées , on y fait peu d'attention, et l'on sait que la compression ou l'extension brusque des muscles contractés la font assez promptement disparaître. Mais il est des cas où ces crampes tiennent à une cause spéciale qui ôte à cet accident son caractère passager et en fait une véritable maladie qui, par la fréquence de son retour ou même par sa continuité, exige les secours de l'art. Là aussi nous avons constaté l'efficacité de la méthode endermique, et nous en donnerons pour exemple le fait suivant :

TRENTE-CINQUIÈME OBSERVATION.

Joseph Gallin, âgé de 19 *ans, entré à l'Hôtel-Dieu, salle St-Charles, n°* 37, *le* 12 *novembre* 1838, malade depuis quatre mois.

« Ce jeune homme, à la suite d'un refroidissement « qui occasionna un peu de fièvre, éprouva des douleurs « vives fixées dans les muscles de la partie postérieure « des deux jambes. Il garda cette indisposition pendant « deux mois sans lui opposer aucun remède. Il n'y avait « jusques-là qu'un rhumatisme musculaire, mais le ma- « lade continuant toujours ses occupations, l'affection « se propagea à quelques-unes des divisions du nerf « sciatique, et des crampes musculaires survinrent, de « jour en jour plus longues, plus douloureuses et plus « fréquentes et réduisirent ce jeune homme à l'inaction « la plus complète qui durait depuis six semaines à l'é- « poque où il entra à l'hôpital. Voici dans quel état je « le trouvai. La marche est impossible et, même dans « le repos le plus absolu, des crampes extrêmement « douloureuses se manifestent à chaque instant et surtout

« lorsque le malade veut fléchir les jambes, alors le pied « est fortement tendu, les orteils se fléchissent en se « roidissant et les muscles jumeaux forment, dans leur « partie charnue, des tumeurs inégales du volume du « poing; tout cela s'accompagne de douleurs qui sollici- « tent des cris. Du reste, toutes les fonctions sont dans « un état normal.

« Le 13 novembre, je fais pratiquer deux vésicatoires « sur chaque mollet, 4 grains de sel de morphine sont « étendus sur les surfaces dénudées. L'influence de l'o- « pium se fait ressentir au bout de trente secondes, par « les phénomènes suivants : 1° ligne d'absorption pas- « sant par l'estomac ; 2° céphalalgie ; 3° démangeaison « générale commençant par le nez ; 4° constipation ; « 5° dysurie ; 6° sueurs abondantes, point de nausées. « Les crampes sont moins fréquentes et moins doulou- « reuses. Du 14 au 20, j'élève par degré jusqu'à 8 gr. « par jour la dose de l'hydrochlorate de morphine en « renouvelant les vésicatoires. Les crampes ont dimi- « nué progressivement et de fréquence et de durée ; il « n'y en a plus le 19, mais il existe encore une douleur « assez vive dans les régions plantaires. Le 20, une in- « cartade du malade le fait renvoyer de l'hôpital.

« Il rentre dans notre salle le 1er janvier 1835 ; la « guérison des crampes des mollets s'est maintenue, mais « la douleur des pieds, sur lesquels nous n'avions pas « encore pratiqué de vésicatoires, a augmenté peu à peu « de violence et, quelques jours après la sortie du ma- « lade, elle s'est accompagnée de crampes dans les mus- « cles de la région plantaire, qui ont amené, comme « auparavant, l'impossibilité de marcher. Le 3 janvier

« nous pratiquons 3 vésicatoires sur la plante du pied « gauche , 2 sur la région plantaire droite, et nous fai- « sons absorber 4 grains de sel de morphine; il n'y a que « deux crampes dans les vingt-quatre heures. Le 4, « même pansement, même résultat. Le 5, même panse- « ment, point de crampes; les 6, 7 et 8, 4 grains en- « core chaque jour, les crampes n'ont pas reparu; nous « cessons le traitement. Le malade marche avec facilité « et solidité, il sort de l'hôpital le 12. Nous l'avons « revu à la fin de l'année, la guérison ne s'est pas dé- « mentie. Le traitement de la maladie a duré quinze « jours; 65 grains d'hydrochlorate de morphine ont été « absorbés sur 13 vésicatoires. »

Comme chez ce malade les membres n'étaient pas affaiblis, malgré l'énergie du traitement, la violence et la durée des douleurs, je n'ai pas eu recours à l'emploi de la strychnine.

DOULEURS SYPHILITIQUES SIMULANT DES DOULEURS NÉVRALGIQUES ERRATIQUES.

Il n'est pas toujours facile de diagnostiquer juste dans les maladies nerveuses, et les points de ressemblance qui existent entre certaines névralgies et quelque rhumatismes musculaires, entre ceux-ci et d'autres douleurs de causes spéciales peuvent aisément égarer le praticien, surtout lorsque le malade croit avoir quelqu'intérêt à cacher l'origine de son mal. J'ai déjà rapporté un exemple d'erreur de diagnostic dans un cas de douleurs syphilitiques méconnues pendant quelque temps, j'en place ici un autre, persuadé que je suis qu'il y a autant de profit au moins pour la science à faire connaître ses erreurs qu'à proclamer ses succès.

TRENTE-SIXIÈME OBSERVATION.

Bertrand, Joseph, jardinier, âgé de 27 *ans, entré à l'Hôtel-Dieu, salle St-Charles*, *n*° 66, *le* 11 *octobre* 1838, malade depuis quatre mois.

« Ce malade nous raconte que couchant habituelle-
« ment dans une salle basse, où son lit appuyé contre un
« mur dont la paroi extérieure est en contact avec une
« citerne, il a ressenti au bout de quelque temps des
« douleurs vives dans les deux épaules et les coudes, et
« sur toute la surface antérieure de la poitrine; du
« reste, il n'a jamais eu de rhumatisme antérieurement,
« et les parties affectées ne présentent aucun symptôme
« inflammatoire, ni chaleur, ni tuméfaction. Il a passé
« un mois dans la salle St-Bruno où il a subi un traite-
« ment diaphorétique et pris un grand nombre de bains
« de vapeur sans aucun succès; venu dans notre salle,
« voici dans quel état nous le trouvons : douleurs exis-
« tant toujours aux deux épaules et aux deux cou-
« des, et s'irradiant sur le devant de la poitrine,
« mais au dire même du malade, ayant changé de na-
« ture et étant devenues lancinantes et plus superficiel-
« les de contusives et profondes qu'elles étaient, elles
« sont irrégulièrement intermittentes, ce qui est le ca-
« chet des douleurs nerveuses, et sont plus vives la
« nuit que le jour, ce qui indique l'origine rhumatis-
« male; les mouvements des articulations affectées sont
« libres.

« Nous pensons alors que si le rhumatisme musculaire « et fibreux a existé chez ce malade, comme tout semble « l'indiquer, il a été efficacement combattu par les bains « de vapeur qui ont été impuissants pour achever la « guérison, la maladie ayant éprouvé une mutation, « c'est-à-dire, l'influence rhumatismale s'étant transportée « des parties qu'elle affectait d'abord aux filets nerveux « qui se distribuent à ces mêmes parties. Nous sommes « d'autant plus portés à le croire que la douleur n'exis- « te pas simultanément sur tous les points que nous « avons désignés, mais se porte alternativement de l'un « à l'autre et les occupe rarement tous ensemble. « Nous caractérisons alors la maladie *névralgie erratique*, « et nous la traitons en conséquence.

« Du 23 octobre au 8 novembre, nous pratiquâmes « successivement neuf vésicatoires sur les parties affec- « tées, et nous fîmes absorber 40 grains d'hydrochlorate « de morphine. Pendant les dix premiers jours, le ma- « lade et les douleurs furent insensibles à l'influence de « l'opium; mais le 3 novembre, ayant fait absorber 9 « grains de sel de morphine, tous les effets déjà signalés « de l'opium se manifestèrent avec énergie et durèrent « plusieurs heures. Les douleurs diminuèrent sur-le- « champ de moitié, mais pendant la nuit elles reparurent « plus intenses que jamais et persistèrent les jours sui- « vants, malgré les fortes doses d'opium auxquelles le « malade fut soumis; il fallut bien alors reconnaître « l'impuissance du moyen qui venait de se briser contre « un obstacle inconnu.

« Le malade fut interrogé avec sollicitude sur les ma- « ladies antérieures qu'il pouvait avoir eues et persista à « protester de sa parfaite santé jusque-là.

« En examinant attentivement toutes les parties de » son corps, nous découvrîmes sur les jambes et autour « des malléoles quelques taches cuivrées dont l'origine « ne nous parut pas douteuse, et le malade dût alors « nous avouer qu'un an auparavant il avait eu une ma- « ladie vénérienne caractérisée par une blennorhagie, « des chancres et des bubons qui n'étaient pas arrivés à « suppuration. S'il avait caché obstinément cette circons- « tance, c'était dans la crainte d'être renvoyé de l'Hôtel- « Dieu où l'on ne traite pas les affections syphilitiques; « au reste, celle-ci ne trahissait son existence que par « les douleurs que nous avons signalées et les taches cui- « vrées que nous venions de découvrir. »

On comprend que dès que la cause du mal fut connue, le traitement fut changé, le malade fut mis à l'usage de la tisanne de salsepareille et de la liqueur Van-Swiéten. Au bout de quelques jours, les douleurs si réfractaires à l'opium diminuèrent et finirent par s'effacer complètement, et après un mois de traitement la guérison fut parfaite.

NÉVRALGIES ERRATIQUES.

Il est des névralgies erratiques *simples* et d'autres que l'on peut appeler *complexes*. Les premières n'envahissent qu'un seul point à la fois, elles y concentrent leur action pendant quelques jours, quelques semaines et même plusieurs mois, puis, sans cause connue, elles disparaissent pour se porter plus tard sur une autre partie qu'elles abandonnent à son tour pour revenir à leur premier siége, ou bien pour envahir un autre organe ou affecter un autre filet nerveux. Cette espèce de névralgie peut être aussi efficacement combattue par la méthode endermique que celles dont le siége est fixe et dont j'ai parlé jusqu'à présent. Quant à celles que j'appelle complexes, elles se montrent souvent simultanément sur plusieurs points à la fois; leur marche, leur durée, est si variable et leur mobilité si grande, que souvent elles sont déjà déplacées au moment où on va les combattre dans le lieu même où elles ont apparu, de telle sorte que le traitement local n'est contre elles d'aucun secours, et qu'on ne peut les attaquer que par des moyens qui agissent sur tout le système nerveux.

TRENTE-SEPTIÈME OBSERVATION.

NÉVRALGIE ERRATIQUE SIMPLE.

Champale, Julien, âgé de 30 ans, entré à la salle St-Charles, n° 78, le 11 juin 1839, malade depuis trois ans.

« Cet homme tomba dans une rivière, ayant le corps « mouillé de sueur, et quelques jours après cet accident « qui l'avait beaucoup effrayé, il fut atteint autour des « malléoles d'une douleur assez forte pour rendre la « marche pénible, quelquefois même impossible; cette « douleur était lancinante et arrachait des cris au ma- « lade, et cependant les tissus affectés n'offraient aucu- « ne rougeur, aucun gonflement, enfin nulle altération « visible. Au bout de quelques jours, cette névralgie se « déplaça et se porta successivement à l'épigastre, dans « la région précordiale et derrière l'omoplate gauche. « Pendant deux ans, elle a envahi plusieurs fois et al-

« ternativement ces diverses parties. Quand elle siége « à l'épigastre, le malade vomit tous les jours vers le « soir. Quand elle existe dans la région précordiale, les « mouvements du cœur sont irréguliers et tumultueux, « surtout quand le malade se livre à quelque travail. « Outre les douleurs lancinantes, les parties affectées « présentent une sorte de douleur contusive développée « par le toucher, il semble au malade que les chairs « sont meurtries.

« Au moment où cet homme est entré à l'Hôtel-Dieu, « la douleur est fixée dans la région sous-épineuse de « l'omoplate gauche. Nous constatons des intermittences « dans le pouls qui est raide et fréquent. Les voies di- « gestives sont saines, le malade urine souvent et peu « à la fois, et l'expulsion de l'urine est accompagnée d'un « sentiment de cuisson dans le canal de l'urèthre.

« Le 12 juin, nous pratiquons trois vésicatoires, tant « sur la région scapulaire que sur la région précordiale, « et nous faisons absorber 3 grains de sel de morphine ; « nous portons la dose à 4 grains le 13, et à 5 le 14. « L'influence de l'opium, se développe au bout d'un « quart d'heure, sans signe d'absorption sensible, par des « chaleurs à la tête, des vertiges avec démangeaison légè- « re et de courte durée, à la face seulement.

« Dès le second jour, la douleur a diminué de moitié, « le troisième elle disparait complétement et ne se renou- « velle sur aucun autre point. Le malade consent à peine « à rester quatre jours encore à l'hôpital qu'il quitte le « 28 juin. »

Comme ce traitement avait été assez énergique et la dose d'opium absorbée en trois jours assez considérable, je pensai que la saturation était suffisante pour mettre à l'abri d'une récidive, néanmoins j'étais d'avis de continuer le traitement par doses décroissantes pendant quelques jours encore, mais le malade ne souffrant plus s'y refusa. Je l'ai revu quelques mois après et la guérison ne s'était pas démentie.

NÉVRALGIES ERRATIQUES COMPLEXES.

Il existe, ai-je dit, des névralgies qui frappent à la fois plusieurs points des membres ou du tronc, et que pour cela j'appelle complexes. Leur marche est irrégulière, leur durée quelquefois inappréciable. Tantôt, à la manière d'une étincelle électrique, la douleur qu'elles occasionnent n'est qu'instantanée, tantôt ces névralgies durent quelques minutes, d'autrefois, quelques heures, un jour entier; puis elles disparaissent pour revenir, soit aux mêmes parties, soit sur d'autres, au bout d'un temps rapproché ou indéterminé. La sensation qui les accompagne est aussi variable, chez les uns elle est analogue à celle d'une piqûre, chez d'autres ce sont des élancements douloureux traversant un membre ou une région et se répétant coup sur coup; d'autrefois, c'est une vraie crampe musculaire.

Quel est le siége de cette maladie? Je ne puis supposer qu'il existe ailleurs que dans le système nerveux, qui traduit ainsi son affection par des manifestations locales. La nature des douleurs, leur irrégularité, leur intermittence, sont des signes caractéristiques qui ne permettent pas d'en douter.

Les malades qui sont sujets à cette névralgie la conservent long-temps, soit qu'une douleur fugace et passagère les inquiète peu, soit que divers moyens auxquelles ils ont eu recours ne leur aient pas réussi. J'en ai vu qui, les attribuant à une cause rhumatismale, les ont attaquées sans succès par les bains de vapeurs, les eaux thermales sulfureuses, etc.; chez d'autres, on a pu croire qu'elles étaient dues à la disparition trop prompte d'une éruption cutanée, ou à la suppression trop précipitée d'un émonctoire naturel ou artificiel; à ceux-là des purgatifs répétés, des vésicatoires, des cautères même ont été prescrits avec des résultats divers.

Le plus souvent, cette névralgie survient brusquement à la suite d'une secousse morale violente, et j'ai vu aussi une circonstance analogue la faire disparaître sans retour. Dans quelques cas, une maladie aiguë, la fièvre typhoïde, la variole, la rougeole, en ont fait justice.

On comprend, d'après ce que je viens de dire, que dans cette affection le mal ayant pour siége le système nerveux général, ce n'est pas localement que l'on doit l'attaquer, non pas que je ne pense que la voie par laquelle on fait pénétrer dans l'économie un sédatif puissant ne soit à peu près indifférente, l'action du médicament étant toujours la même puisqu'elle est presque immédiatement transmise aux centres nerveux; mais quelque peu douloureuse que soit l'application de la méthode endermique, elle agit cependant d'une manière assez vive sur l'imagination de certains malades qui, d'ailleurs, auraient de la peine à se soumettre à un traitement local pour un mal qui souvent aurait déjà disparu au moment où l'on commencerait l'emploi de ce moyen thérapeutique. C'est donc à des moyens généraux qu'il faut s'adresser alors.

Pour ne pas m'écarter du but que je me suis proposé, je ne rapporterai pas les diverses tentatives que j'ai faites pour guérir cette espèce de névralgie, tentatives étrangères aux moyens thérapeutiques exposés dans ce mémoire, je me bornerai à citer, parmi plusieurs, deux faits dans lesquels un moyen simple et d'une facile exécution a été suivi d'un heureux résultat.

TRENTE-HUITIÈME OBSERVATION.

NEVRALGIE ERRATIQUE COMPLEXE.

« M. D., âgé de 45 ans, d'un tempérament, nerveux « était depuis plus de deux ans sujet à une espèce de tic « douloureux très-vif qui se portait tantôt sur une jambe « tantôt sur l'autre et l'arrêtait brusquement dans la mar-« che. Borné d'abord à l'un ou à l'autre de ces membres et « ne paraissant qu'à des époques éloignées, ce sentiment « névralgique prit insensiblement de l'accroissement, « se répéta plus souvent, attaqua les deux jambes si-« multanément, puis les deux pieds et dans plusieurs « endroits à la fois. Cela fut porté au point de rendre « la progression très - fatigante; le malade étant plu-« sieurs fois par jour forcé de s'arrêter pour laisser « passer ces douleurs qui n'avaient, il est vrai, que la « durée d'un éclair, mais qui, par leurs fréquents « retours, finissaient par devenir intolérables. Le mal « ayant commencé d'une manière lente et insensible, « M. D. ne pouvait lui assigner aucune cause. Les bains, « des frictions huileuses, antispasmodiques, quelques « laxatifs avaient été employés sans résultat, lorsque

« j'eus l'idée de mettre le malade à l'usage des pilules « dont je répète ici la formule,

« Prenez : Sulfate de morphine, un grain.
« Cyanure de potassium, deux grains.
« Mucilage, quantité suffisante.

« pour faire huit pilules.

« J'en conseillai d'abord une toutes les huit heures, « jamais ce moyen n'a produit sur aucun des malades chez « lesquels je l'ai employé un effet aussi prompt et aussi « énergique que sur celui-ci. M. D. prit une pilule le « matin à jeun, avant de sortir; quelques instants après, « à peine fut-il hors de chez lui qu'il éprouva des « vertiges, des bourdonnements d'oreille, la démar- « che chancelante qui accompagne l'ivresse, etc., ce « qui le força de rentrer dans son domicile où quelques « instants de repos le remirent dans son état normal; « il ne prit que cette pilule ce jour-là et le tic névral- « gique ne reparut pas. Le lendemain, encore effrayé « des symptômes de la veille, M. D. ne jugea pas à « propos de prendre une pilule, mais les douleurs re- « vinrent, moins fortes et moins fréquentes néanmoins. « Le troisième jour une pilule fut prise le matin, puis « une seconde dans l'après-midi, et leur effet, sans être « aussi énergique que le premier jour, fut aussi salu- « taire. Depuis lors M. D. a continué à prendre une ou « deux de ces pilules tous les jours ou à peu près, et « au bout d'un mois il fut guéri d'une indisposition qui « le fatiguait depuis deux ans.

« Huit années se sont écoulées depuis, les douleurs « névralgiques ont encore fait de courtes apparitions, qui « toujours ont cédé au même moyen, et depuis très- « long-temps M. D. ne s'en aperçoit plus.

TRENTE-NEUVIÈME OBSERVATION.

« M...... âgé de 50 ans, est affecté depuis près de « dix ans de douleurs névralgiques qui se portent alter- « nativement ou simultanément des membres supérieurs « aux cuisses, aux jambes, aux pieds, revenant à « des intervalles indéterminés, mais de plus en plus « rapprochés, et surtout à toutes les variations at- « mosphériques; elles durent pendant plusieurs heures, « quelquefois même pendant tout un jour sur divers « points à la fois, exigent le repos le plus absolu et « sont souvent si vives qu'elles arrachent des cris au « malade qui, pendant tonte la durée de l'accès, est « privé de sommeil.

« Cette névralgie a succédé de loin à des douleurs « rhumatismales ; traitée comme celles-ci par les « moyens rationnels, elle n'a éprouvé aucune modifi- « cation. On a pensé alors qu'elle pouvait tenir à l'exis- « tance cachée d'un reste de syphilis ; les moyens spéci- « fiques sur lesquels d'ailleurs on a peu insisté ont « échoué à leur tour, et M....., après avoir encore « essayé vainement de plusieurs eaux minérales, s'est « résigné à supporter un mal qui sur huit jours l'oblige « à en consacrer deux au moins à l'immobilité et à la « souffrance.

« J'eus occasion de voir ce malade en donnant des « soins à une personne de sa famille et je le décidai à « faire usage des pilules de sulfate de morphine et de « cyanure de potassium. Pendant trois mois, il eut la « persévérance de prendre régulièrement depuis deux

« jusqu'à six pilules par jour. Les douleurs ont insensi-
« blement diminué, les accès se sont éloignés, et au
« moment où j'écris cette observation, un mois s'est
« écoulé depuis le dernier accès. Tout me fait croire
« qu'en continuant l'usage du même remède quelques
« temps encore, cette maladie si longue finira par s'étein-
« dre complètement. Je pense cependant qu'il faudra
« augmenter la dose du sulfate et du cyanure; ces médi-
« caments sont trop facilement tolérés par le malade
« pour que le système nerveux en éprouve cette satura-
« tion que je crois nécessaire dans beaucoup de cas
« pour consolider la guérison. »

Dans les névralgies dont je viens de parler je n'ai pas jugé à propos de m'assurer de la guérison par l'usage interne de la strychnine ; trop heureux de l'avoir obtenue je n'ai pas osé, pour un simple intérêt de curiosité, avoir recours à un moyen qui pouvait faire renaître la maladie. S'il m'est arrivé quelquefois d'administrer la strychnine, comme preuve de la cure et pour m'éclairer sur la possibilité d'une récidive, c'est lorsque par ce moyen, indépendamment de ce but, j'en poursuivais un autre, celui de rendre aux nerfs et aux organes si longtemps malades une énergie et une vitalité que de longues douleurs et la nature du traitement avaient notablement affaiblies.

CHORÉE OU DANSE DE SAINT GUY,

TRAITÉE PAR LA STRYCHNINE.

Depuis qu'abandonnant la voie des systèmes et des théories qui est loin de faire progresser la science, les praticiens ont généralement adopté un ecclectisme sage et raisonné, ils ont demandé à l'expérimentation de nouvelles ressources thérapeutiques, comprenant bien qu'après avoir apprécié la nature des maladies il est plus utile de multiplier les moyens de les guérir que de varier à l'infini leur classification. Les médicaments les plus énergiques sont ceux qui les premiers ont attiré l'attention des expérimentateurs, et parmi ces médicaments figure en première ligne la noix vomique et ses préparations. Je ne veux pas rappeler ici tous les travaux publiés à ce sujet, je n'entends parler que de l'application de ce médicament au traitement de la chorée.

Déjà depuis quelques années j'avais employé la strychnine contre la danse de saint Guy, à l'Hôtel-Dieu de Lyon, lorsqu'en 1838 M. le docteur Fouilhoux appelé à me remplacer temporairement dans mon service en qualité de médecin suppléant des hôpitaux, eut occasion de traiter dans ma salle une chorée par le même procédé. Cette observation communiquée au congrès scientifique de Lyon en 1841, a été insérée dans la gazette médicale de Paris, le trente octobre de la même année. Le procédé employé par M. Fouilhoux y est considéré comme nouveau et cependant les réclamations convenables avaient suivi la lecture de cette observation devant le congrès, et il était de notoriété à l'Hôtel-Dieu que j'avais antérieurement obtenu plusieurs succès analogues par le même procédé. Ce n'est pas que je veuille réclamer en ma faveur la priorité de l'application, dans ce cas, de ce moyen thérapeutique, bien loin de là, mon intention est de le faire remonter à la source où je l'ai puisé. Dans la *Bibliothèque thérapeutique* publiée en 1830 par A.-L.-J. Bayle, on trouve textuellement, tome II, page 234 : « M. Cazenave, de Pau, a fait usage, avec succès, de ce médicament (noix vomique) dans un cas de danse de saint Guy qui avait résisté à tout les moyens usités.» Quelques années plus tard MM. Trousseau et Pidoux, dans leur traité de thérapeutique, ont aussi recommandé ce remède dans la même maladie d'après l'autorité d'un autre médecin et leur propre expérience ; d'autres thérapeutistes l'ont aussi indiqué comme ayant été employé quelquefois avec succès dans les affections convulsives.

Quoi qu'il en soit, dans ma pratique particulière, en 1835 et 1836, j'ai administré la noix vomique chez deux enfants affectés de chorée déjà ancienne. C'est la teinture alcoolique que j'employai dans les deux cas. Chez le premier malade la choré, existait depuis six mois, il en fut guéri par un traitement qui dura quinze jours; chez le second, âgé de quinze ans, et qui était affecté de cette maladie depuis l'âge de dix ans, la guérison ne fut pas complète, quoique le traitement ait duré plus d'un mois; il y eut une amélioration très-notable, et je ne doute pas à présent que je l'aurais conduit à une guérison définitive si j'avais eu à cette époque l'expérience des effets du médicament qui dans quelque cas n'amène un résultat heureux qu'après avoir produit des phénomènes plus effrayants que dangereux. Je n'ai pas dans le temps recueilli ces deux observations qui n'existent que dans mon souvenir, et que pour cela je ne fais que rappeler ici. Pendant ces deux années aucun malade affecté de danse de saint Guy ne se présenta dans mon servive à l'Hôtel-Dieu. L'année suivante, 1837, je fus plus favorisé du hasard, et trois cas de chorée se présentèrent dans mon service. Je vais rapporter sommairement ces trois faits, me réservant de donner de plus grands détails sur ma manière de procéder dans les observations qui suivront et qui offriront un plus grand intérêt par les phénomènes que développa l'administration du médicament.

PREMIÈRE OBSERVATION.

Lalechère, Joseph, âgé de dix ans, domicilié à Bourgoin (Isère), entré au n° 52 de la salle Saint-Charles, le 8 *août* 1837, malade depuis deux mois.

« C'est à la suite d'une vive frayeur que cet enfant fut « pris de crises convulsives qui dégénérèrent en une « véritable chorée dont je ne rappelle pas ici les symp- « tômes assez connus. Dès le lendemain de son entrée « à l'Hôtel-Dieu il fut mis à l'usage de la strychnine, à la « dose d'un seizième de grain le matin dans une pilule; « le jour suivant cette dose fut répétée le soir, le troi- « sième jour le malade prit une pilule le matin, une à « midi et une le soir; ce jour là les mouvements choréi- « ques qui étaient allés en augmentant depuis le com-

« mencement du traitement furent encore plus désor-
« donnés et s'accompagnèrent d'une assez grande
« rigidité dans les membres. Le quatrième jour ils
« cessèrent presque complètement; je diminuai pro-
« gressivement la dose de la strychnine jusqu'au sixième
« jour, 14 août; tous les mouvements étaient redevenus
« libres et volontaires, et l'enfant se trouvant tout-à-
« fait gueri quitta l'hôpital.

DEUXIÈME OBSERVATION.

François Bouvard, âgé de 8 ans, de St-André-de-Corey (Ain), entré à l'Hôtel-Dieu, salle Saint-Charles, n° 118, le 30 août 1837, malade depuis deux mois.

« C'est aussi à la suite d'une frayeur que la maladie
« se déclara dans cet enfant, elle s'accompagnait quel-
« quefois de crises nerveuses que nous n'avons pas
« vues et qui lui faisaient perdre connaissance. C'est à la
« suite d'une de ces crises qui avait été violente, qu'il
« fut apporté à l'hôpital. Ce malade fut traité de la
« même manière que le précédent et la cure fut plus
« longue à obtenir, il fallut porter la dose de la strych-
« nine à un quart de grain par jour en quatre prises;
« du reste les effets des médicaments furent les mêmes
« que ceux signalés dans l'observation précédente et le
« résultat aussi heureux. Le malade sortit de l'Hôtel-
« Dieu le onze septembre, douze jours après son
« entrée.

TROISIÈME OBSERVATION.

Gouge, Joseph, 28 *ans*, *ouvrier en soie*, *domicilié à Lyon*, *entré à l'Hôtel-Dieu*, *salle Saint-Charles*; *n*° 99, *le six novembre* 1837, malade depuis un mois.

« Cette chorée était légère et je trouve sur ce malade « peu de détails dans mes feuilles d'observations, la « cause de la chorée est restée inconnue; quant au « traitement, il se composa de quelques pilules d'un « douzième de grain qui exaspérèrent d'abord les mou- « vements choréiques, pour les ramener ensuite « réguliers et naturels sous l'empire de la volonté. Le « malade sortit guéri le 25 novembre suivant. »

En 1838, j'ai eu deux autres malades à traiter de la danse de saint Guy, dans mon service de l'Hôtel-Dieu. Voici l'histoire abrégée du premier.

QUATRIÈME OBSERVATION.

Grange, Jean, âgé de 11 *ans, de Lyon, entré le* 9 *mars* 1838, *au numéro* 3 *de la salle Saint-Charles*, malade depuis deux mois et demi.

« La relation de ce fait ne présente aucune circons- « tance digne d'être notée; la maladie, le traitement et les « effets du remède suivirent les mêmes phases que dans « les observations précédentes et le malade sortit guéri « après vingt jours de traitement. »

Une remarque importante à faire et que je ne dois pas omettre, c'est que je n'ai revu aucun des quatre malades dont je viens de parler et que, par conséquent, je n'ai pu constater si leur guérison a été définitive; j'ai cependant à peu près cette assurance, puisqu'ils ne ne se sont pas représentés à l'Hôtel-Dieu pour y être traités de la même maladie. Lorsqu'il s'agit, pour le traitement d'une maladie, d'un remède qui n'a pas encore reçu la sanction de l'expérience, on ne saurait s'entourer de trop de renseignements sur l'efficacité réelle du moyen thérapeutique et surtout sur la durée de son résultat. Cette réflexion générale trouve surtout ici son application, comme on le verra dans l'observation suivante que je rapporterai avec détail, il s'agit du malade dont M. Fouilhoux a rapporté l'histoire et qui, quelques mois après, s'est représenté dans ma salle avec une récidive et le retour des mêmes symptômes dont il avait été d'abord si heureusement guéri. Je rapporterai d'abord l'observation de M. Fouilhoux telle que je la retrouve dans la *Gazette médicale*, et je continuerai l'histoire du malade jusqu'au moment de sa rechute et à sa guérison définitive.

CINQUIÈME OBSERVATION.

Bailli, Benoît, âgé de 13 *ans, né et domicilié à Porcieux (Ain), couché au numéro* 96 *de la salle St-Charles*, malade depuis six semaines.

Ce malade est entré à l'hôpital le 9 janvier 1838, ainsi que le constatent les registres de l'Hôtel-Dieu et mes feuilles d'observations, et non pas le 10 juillet 1837, ainsi que l'a fait imprimer M. Fouilhoux qui, sur ce point, a été mal servi par ses souvenirs, et si je ne l'ai pas soumis de suite au traitement par la strychnine, c'est que voulant quitter mon service temporairement pour cause de santé, je ne voulais pas laisser inachevé un traitement commencé par un procédé qui alors m'était particulier. Je me bornai donc à prescrire l'usage de la tisane de valériane et des pilules de Mérat. Je laisse maintenant parler M. Fouilhoux.

« Cet enfant nous a présenté les symptômes d'une « chorée très-intense dont l'invasion avait eu lieu six « semaines auparavant. La frayeur d'être battu par le « maître d'école du village a été considérée par le père de « l'enfant comme cause de la maladie, qui est survenue « brusquement et sans gradation dans les phénomènes.

« Les membres étaient agités de mouvements irrégu- « liers qui rendaient la marche presqu'impossible. L'en- « fant ne parvenait à porter les aliments à sa bouche « qu'après avoir effectué une série de contorsions bizar- « res. Il y avait bégaiement et grimaces des lèvres ; la « parole difficile était souvent interdite. Le sommeil pro- « curait une immobilité complète, donnant ainsi à la « maladie l'intermittence qui est un de ses caractères.

« Le 24 janvier, la direction du service médical de la « salle St-Charles m'ayant été confiée, j'ordonnai une « potion avec sulfate de quinine 0,10, musc 0,5, sirop « de valériane 30 grammes. Lavement avec assa fœ- « tida 4 grammes. Emplâtre anti-hystérique sur l'abdo- « men. Le 25 janvier, même lavement. Le 26, aucune « amélioration.

« C'est alors que j'ai eu recours à des pilules préparées « chacune avec un douzième de grain de strychnine et « un grain de conserve de cynorrodon. Les 26, 27 et

« 28 janvier, le malade a pris chaque jour deux de ces « pilules, une le matin et une le soir.

« La strychnine ne produisit pas des effets apprécia- « bles les deux premiers jours qui suivirent son emploi. « Le jour suivant il y eut exacerbation graduelle des « symptômes de la maladie et développement d'une « dartre furfuracée sur presque tout le corps.

« Dans la nuit du 28 au 29, l'enfant eut des crises « musculaires si violentes qu'il se précipita deux fois de « son lit sur le carreau; la sœur veilleuse nous dit le « matin qu'elle avait cru plusieurs fois que le malade « allait expirer.

« Quand nous le vîmes à la visite du matin, les con- « vulsions existaient encore, mais étaient moins fortes. « Je supprimai la strychnine et je conseillai une potion « calmante simple.

« Le 30 janvier, non-seulement les convulsions de la « veille n'existaient plus, mais les mouvements de la cho- « rée avaient singulièrement diminué; ils s'affaiblirent « graduellement jusqu'au 4 février, où nous trouvâmes « qu'ils avaient tout à fait cessé d'exister.

« Le malade fut gardé jusqu'au 5 mars, afin de cons- « tater la solidité de la guérison et pour combattre une « arthrite aiguë qui survint sans cause connue à l'arti- « culation radio-carpienne. »

Ici se termine l'observation de M. Fouilhoux. Nous allons donner la suite de l'histoire de ce jeune malade, qui n'en sera pas la partie la moins intéressante en ce qui touche l'administration de la strychnine dans la chorée.

« La guérison s'est maintenue pendant six mois. Tout

« à coup, au milieu de septembre, sans aucune cause « connue, les mouvements choréïques ont reparu et le « 30 octobre l'enfant s'est représenté dans notre service.

Ayant sous les yeux la feuille de la première partie de cette observation, et convaincu que si la guérison n'avait pas été définitive, c'était parce que la strichnine n'avait pas été continuée assez long-temps; voici de quelle manière nous procédâmes :

« Le 3 novembre, l'enfant prit le matin et le soir une « pilule d'un seizième de grain de strychnine; le 4, il en « prit trois, une toutes les huit heures, et quatre le 5 « novembre, une toutes les six heures. Cette dose fut « continuée jusqu'au 10, et pendant ces huit jours les « mouvements choréïques subirent chaque jour une « augmentation marquée; mais sur le matin il y avait « une sédation franche qui durait quelques heures. Le « 11, je prescrivis une pilule toutes les quatre heures. « A deux heures du soir, le malade éprouva une crise « violente, un véritable opisthotonos, avec contraction « du pharynx, cris, anxiété, cela dura une demi-heure « seulement; le 12, je suspendis le remède; le 13, les « mouvements choréïques avaient diminué de moitié et « l'enfant se promenait avec assez de facilité dans la salle. « Le 14, je voulus reprendre l'usage des pilules, mais le « malade les refusant avec opiniâtreté, je le trompai en « faisant mettre un demi-grain de strychnine dans de la « conserve de rose qu'il prit en quatre fois dans la jour- « née. Le remède fut continué à la même dose jusqu'au « 18, les mouvements allèrent toujours en s'affaiblissant, « le côté qui avait été le premier affecté, était presque « redevenu libre, la parole était facile et le malade pou-

« vait marcher long-temps sans être obligé de s'arrêter ; « du 19 au 30 je portai progressivement la dose du « remède à un grain et demi par jour, et l'influence de « la strychnine ne se manifesta que par la diminution « successive des mouvements choréïques.

« Avant la crise violente que j'ai signalée, cette in- « fluence avait imprimé à la maladie une marche ascen- « dante ; depuis la crise elle lui a imprimé une marche « descendante sensible par l'affaiblissement graduel de « tous les symptômes. Depuis le 20, le côté gauche du « corps était devenu tout à fait libre ; le 22, le côté droit « était débarrassé à son tour, et si je continuai la strych- « nine à la même dose jusqu'au 30, c'était parce qu'il « restait encore une certaine brusquerie dans les mou- « vements, qui néanmoins étaient toujours réglés par la « volonté. Pour mettre le malade à l'abri d'une seconde « récidive, je continuai le médicament à dose décrois- « sante jusqu'au 24 décembre ; alors l'état de l'enfant « étant parfaitement normal, je permis sa sortie qu'il « sollicitait depuis long-temps. »

Plusieurs remarques importantes sont à signaler dans le fait que je viens de rapporter : En premier lieu, la crise violente qui s'est déclarée dès les premiers jours de l'administration de la strychnine, alors qu'elle n'était pas portée à une dose exagérée. Cette crise ne fut pas à la vérité aussi forte ni aussi longue que celle qui a été consignée dans la première partie de l'observation et qui se prolongea pendant plusieurs heures. Cette fois elle n'eut qu'une demi-heure de durée, et je n'hésite pas à croire qu'elle fut singulièrement amendée par l'ingestion de quelques verrées d'eau très-froide qu'ordonna

M. *Roux*, interne de la salle qui ne quitta presque pas le malade pendant la longue durée de son traitement. Ce moyen si simple nous a été d'une grande utilité dans d'autres cas analogues ou lorsque nous poursuivions la confirmation de la cure des névralgies par la strychnine.

Une autre remarque à consigner, c'est la marche ascendante d'abord, puis descendante que la strychnine a imprimée à la maladie. Cette observation qui m'a frappé dans presque tous les malades chez lesquels j'ai employé la strychnine contre la chorée, m'a conduit à croire que pour que ce médicament exerce sur cette maladie une action en quelque sorte spécifique, il faut qu'il soit porté au point de produire une espèce de tétanos, ou du moins d'augmenter d'une manière sensible l'énergie des mouvements involontaires; à ce trouble momentané ne tarde pas à succéder une amélioration notable qui conduit progressivement à la guérison, laquelle devient exempte de récidive à condition de ne cesser que pendant quelques jours le médicament que l'on continue ensuite pendant un certain temps à dose décroissante. C'est ainsi que j'ai toujours agi, et jusqu'à présent je n'ai point rencontré de récidive.

La tolérance du médicament et son administration portée à une dose triple de celle qui avait déterminé la crise tétanique n'est pas moins remarquable; j'ai observé cette tolérance chez la plupart des malades que j'ai soumis à ce traitement, et si je consigne ici ces annotations, c'est que chez aucun, du moins dans les cas de chorée, je n'ai porté le remède à une dose aussi élevée. J'ai aussi presque toujours constaté que la strychnine qui, dans les névralgies sciatiques occasionne dans les membres affectés des secousses violentes, limite chez les choréïques son action dans l'augmentation des mouvements involontaires, mais sans produire de secousses chez ceux-ci comme chez les autres ; elle augmente l'appétit d'une manière vraiment remarquable.

SIXIÈME OBSERVATION.

CHORÉE AVEC ÉPILEPSIE.

Pierre Piégay, âgé de 12 *ans, demeurant à Grigny, département du Rhône, entré à l'Hôtel-Dieu, salle Saint-Charles, numéro* 104, *le* 4 *octobre* 1839, malade depuis trois mois.

« Cet enfant, à peine rétabli d'un rhumatisme aigu « général qui avait duré quatre mois, éprouva après « une vive frayeur, des mouvements convulsifs qui « se répétèrent plusieurs fois et dégénérèrent en une « chorée bien caractérisée, affectant tout le côté droit « du corps. Pendant deux mois les mouvements désor- « donnés allèrent en augmentant, puis ils envahirent « brusquement le côté gauche et s'accompagnèrent « d'attaques d'épilepsie qui se multiplièrent de jour en « jour de telle sorte que lorsque le malade fut apporté à « l'hôpital, il en prenait de trois à quatre dans les vingt- « quatre heures; et la chorée était si interne que la « marche était devenue à peu près impossible.

« Après un traitement antiphlogistique préparatoire « qui dura trois jours, je fis prendre à l'enfant le matin « une pilule d'un seizième de grain de strychnine qui n'eut « aucune influence sur les mouvements choréïques, ni sur

« l'épilepsie. Le lendemain j'en ordonnai deux, une le « matin et une le soir. Leur administration n'eut d'abord « aucun résultat apparent; mais pendant la nuit une « crise tétanique d'une extrême violence se déclara, et « plusieurs fois, pendant plus d'une heure qu'elle dura, « il fut besoin de l'effort de deux personnes pour empê- « cher le jeune malade de tomber de son lit. Cette « crise se calma insensiblement par l'ingestion de quel- « ques verrées d'eau froide. Le jour suivant l'intensité « de la chorée avait diminué de moitié et les attaques « épileptiques ne parurent pas. Je suspendis pendant « deux jours le médicament, qui fut repris ensuite à la « dose d'un seizième de grain seulement, et le 15 octobre, « onze jours après l'entrée du malade à l'hôpital, la cho- « rée avait totalement disparu, les mouvements étaient « redevenus libres et volontaires, la parole facile et, « chose remarquable, l'épilepsie ne s'était plus rencon- « trée. La mère du jeune malade, émerveillée de cette « cure inespérée, voulut absolument l'emmener ce jour- « là. Sur mon instante demande elle est revenue trois « mois après me donner des nouvelles de son enfant, qui « jouissait d'une parfaite santé et ne s'était nullement « ressenti de sa double maladie. »

SEPTIÈME OBSERVATION.

CHORÉE SIMPLE.

Arnaud, Pierre, âgé de 12 *ans, entré à l'Hôtel-Dieu, salle Saint-Charles, numéro* 104, *le* 16 *septembre* 1839, malade depuis quatre ans.

« Ce malade avait immédiatement précédé dans le « même lit le jeune Piégay, dont je viens de rapporter « l'histoire; depuis quatre ans il avait une chorée peu « intense, mais continue, qui n'affectait qu'un des côtés « du corps. Chez celui-ci la strychnine fut portée pro- « gressivement jusqu'à un demi-grain par jour, mais « continuée par doses décroissantes jusqu'à la fin du « traitement. Les mouvements choréiques s'exaspérè- « rent d'une manière remarquable pendant les premiers « jours, puis ils diminuèrent sensiblement, et depuis « quatre jours ils étaient rentrés tout-à-fait sous l'em- « pire de la volonté, lorsque le malade voulut sortir de « l'hôpital, le 4 octobre, dix-huit jours après son entrée. »

HUITIÈME OBSERVATION.

CHORÉE SIMPLE.

Bellemain, âgé de 16 ans, ouvrier en soie, entré à l'Hôtel-Dieu, salle St-Charles, n° 42, le 30 juillet 1840, malade depuis six mois.

L'histoire de la maladie de ce jeune homme est absolument la même que celle du précédent, les phases et les effets du traitement furent absolument identiques et il sortit guérit le 15 août.

Je n'ai pas revu ces deux derniers malades, mais comme ils habitent l'un à Lyon et l'autre à la Croix-Rousse, s'il y avait eu récidive, il est hors de doute qu'ils se fussent représentés à l'Hôpital.

Lorsque l'on propose contre une maladie une méthode de traitement qui n'a pas encore pris rang dans la science, il est indispensable pour commander la confiance dans son efficacité de multiplier les observations et de rappeler tous les cas authentiques où elle a réussi. Il ne l'est pas moins de les emprunter autant qu'on peut à d'autres observateurs qui, moins prévenus en faveur d'un moyen nouveau qu'on leur propose, l'expérimentent avec le désir de se convaincre et avec désintéressement, sinon dans un but de critique.

Tous ceux de mes confrères médecins de l'Hôtel-Dieu qui ont eu des chorées à traiter dans leur service ont employé la strychnine avec un égal succès. MM. Imbert et Rater m'en ont rapporté deux cas remarquables, dont malheureusement les observations n'ont pas été recueillies. Je dois à l'obligeance de MM. Candy et Roy la communication des deux faits suivants, observés le premier à l'Hôtel-Dieu, le second dans la pratique particulière.

NEUVIÈME OBSERVATION.

DANSE DE SAINT GUY,

GUÉRIE PAR LA STRYCHNINE ; CAS GRAVE.

(Communiqué par M. le docteur Candy, médecin de l'Hôtel-Dieu.)

Marie Tardy, âgée de 9 *ans, domiciliée à St-Rambert-au-Mont-d'Or, près de l'Ile-Barbe, entrée à l'Hôtel-Dieu de Lyon, le* 18 *mai* 1842.

« Depuis neuf mois elle est affecté de danse de saint
« Guy, survenue à la suite d'une frayeur que lui fit
« éprouver la vue d'un noyé dont on retirait le corps

« des eaux de la Saône. Tous les muscles sont le siége « de mouvements involontaires désordonnés, échappant « complètement à l'action régulatrice de la volonté ; la « petite malade se remue, s'agite dans tous les sens, se « tord sur elle-même, et prend successivement dans son « lit les poses les plus variées. Il est impossible de don- « ner l'idée de ce mouvement perpétuel, de cette agita- « tion, où la bizarrerie, le grotesque des attitudes di- « minuent parfois involontairement le sentiment de pitié « que l'état de cette jeune fille doit inspirer. Quand on « lui demande une main, elle fait un effort sur elle-même « pour rassembler toute l'énergie de volition, elle porte « l'avant-bras en avant, avec des mouvements d'oscilla- « tion dans tous les sens, qu'elle ne peut vaincre, puis « l'étendant brusquement, elle tend la main souvent à « un ou deux pieds de distance de celle qu'on lui offre.

« Prescription : Tilleul et feuilles d'orangers. Emul- « sion, une prise de valériane, 25 centigrammes, sous- « carbonate de fer, 5 centigrammes. Six sangsues der- « rière les oreilles.

« La vue et l'approche de sangsues provoque un tel « effroi et un tel redoublement d'agitation chez la ma- « lade, que l'on est obligé d'y renoncer.

« 21 mai. Même état. En plus, un laxatif avec huile « de ricin et sirop d'orgeat, 30 grammes de chaque, con- « tinuation jusqu'au 30 des mêmes remèdes ; des prises « de valériane et sous-carbonate de fer.

« Le 1er juin, à peu près même état. Cessation de la « valériane. Je prescris pour la première fois une pilule « de strychnine d'un 24e de grain seulement.

« Les jours suivants, un peu d'amélioration, jusqu'au « 8, que je prescris une pilule d'un 20e de grain.

« Le 12, amélioration marquée. Pilule d'un 16e de « grain. Cette dose n'est point dépassée.

« L'agitation est calmée. Les mouvements sont modi- « fiés par la volonté, et les membres commencent à en « devenir les instruments réguliers.

« On continue jusqu'au 24, et pendant ce laps de « temps le bien-être augmente graduellement. A cette « époque la guérison est complète. J'aurais voulu la voir « assurer par un usage plus prolongé de la strychnine, « donnée maintenant à dose décroissante ; mais les pa- « rents impatients, et la jeune fille elle-même qui veut « retrouver sa mère, demandent sa sortie. Néanmoins, « n'en ayant plus entendu parler, j'ai tout lieu de croire « que la guérison a été solide, et qu'il n'y a point eu de « rechute. »

DIXIÈME OBSERVATION.

CHORÉE AIGUE.

GUÉRIE PAR LA STRYCHNINE.

Communiquée par M. le docteur Roy, médecin de l'Hôtel-Dieu.

« Francesca Lepine, âgée de cinq ans et demi, d'un « tempérament nerveux, enfant très-volontaire et capri- « cieuse, bien portante jusque-là, tomba malade le 6 « avril 1842, à la suite d'une frayeur que lui firent ses « frères. Elle fut prise tout-à-coup de convulsions, d'a- « gitation très-grande dans tous les membres ; à ces « premiers symptômes succédèrent des mouvements

« non coordonnés, la station et la progression sont « devenues tout-à-fait impossible.

« Le médecin appelé donna pour traitement des infu- « sions de tilleul et de feuilles d'oranger, des lavements « avec l'infusion de valériane.

« Le mal paraissant toujours stationnaire, le 25 avril « il fit administrer un lavement avec musc 0,25 centig., « mais à peine l'enfant eut-elle pris ce lavement, qu'elle « tomba dans un état de faiblesse générale si grande, « que les parents redoutèrent une paralysie générale. Il « y avait impossibilité de parler, de remuer les mem- « bres, la tête ne pouvait se soutenir quand on la sou- « levait, et retombait comme un corps inerte. La jeune « malade paraissait avoir la conscience de ce qui se pas- « sait autour d'elle et annonçait ses besoins par des « cris aigus.

« Le 1er mai, l'enfant était toujours dans la même « position quand je fus consulté. D'après mon avis on « fit des frictions le long de la colonne vertébrale avec « une teinture dans laquelle on fit dissoudre du sulfate « de strychnine, puis on donna chaque jour une pilule « d'un douzième de grain de strychnine.

« Les forces semblaient revenir un peu, l'enfant sou- « levait mieux sa tête, lorsque le 11 mai je fus seul « chargé du traitement de cette jeune fille qui présentait « tous les symptômes d'une chorée très-intense; cette « enfant ne pouvait parvenir à saisir ce qu'on lui pré- « sentait, les muscles de la face étaient toujours en « mouvement ainsi que ceux des membres.

« Je fis diviser 0,05 de strychnine en douze pilules, « je lui en fis prendre trois par jour; de plus, tous les

« jours le soir, à cinq heures, un lavement avec infusion « de valériane et addition de camphre, 0,20 centigr. « Des frictions furent faites tous les jours avec la pom- « made suivante : p. axonge 15 grammes, strychnine « 0,25 centigrammes.

« Le 14 mai, la jeune enfant prononce le mot de « maman, le lendemain elle répond oui et non aux « questions qu'on lui adresse, depuis lors, tous les jours « elle prononçait quelques nouveaux mots.

« Le 16 mai, j'ordonne strychnine 0,10 centigr. di- « visés en 18 pilules, en prendre trois par jour, conti- « nuer tous les autres moyens.

« Le 17 au soir, après avoir pris une pilule, la jeune « fille est prise subitement de raideur tétanique dans tout « le corps, avec craquement des articulations. Une po- « tion légèrement éthérée et opiacée fait cesser ce « phénomène qui ne s'est pas reproduit; les forces « vont toujours en augmentant.

« Le 27 juin, la petite malade a pu marcher toute « seule et descendre et monter les escaliers en s'ap- « puyant un peu contre le mur.

« Enfin, le 9 juin, elle est allée à pied de la place des « Bernardines, plateau de la Croix-Rousse, à l'église « de Fourvières, qui est sur le plateau opposé, et cela « sans être rien fatiguée.

« Depuis ce moment, le traitement a diminué d'éner- « gie jusqu'au 2 juillet, époque à laquelle tout a été « suspendu. Aujourd'hui février 1843, la malade va « toujours très-bien.

« Un mois avant de tomber malade, l'enfant était « sujet à un ptyalisme continuel qui a cessé dans tout le

« le cours de la maladie pour se reproduire pendant le « mois de juin; le 16 juillet, ce ptyalisme avait entière- « ment cessé. »

La maladie qui fait le sujet de la dernière observation que je vais rapporter, ne peut pas être considérée comme une chorée franche, elle tient en effet par ses symptômes autant de la névralgie que de la danse de saint Guy, aussi sa guérison a-t-elle nécessité alternativement l'emploi des deux médications qui font l'objet de ce mémoire.

ONZIÈME OBSERVATION.

TREMBLEMENT SPASMODIQUE DES MEMBRES DU COTÉ DROIT.

« *C. Maiziut, couturière, âgée de* 41 *ans, entrée à l'Hôtel-Dieu, salle St-Charles, n*° 52, *le* 19 *mai* 1841; « malade depuis deux ans.

« Cette fille, d'un tempérament sanguin nerveux, à « la suite d'une impression morale très-vive, fut prise « brusquement d'un tremblement convulsif au bras et « à l'avant-bras, à la cuisse et à la jambe du côté droit. « Ces mouvements désordonnés sont bien plus mar- « qués à l'extrémité supérieure, et dans le principe ils « n'ont pas exclu tout-à-fait la possibilité des mouve- « ments volontaires; la malade a pu continuer son tra- « vail quoique avec beaucoup de peine. Souvent elle est « obligée de l'interrompre à cause de douleurs très-vives « qu'elle éprouve alors à la partie interne du bras, au « coude, à l'avant-bras et surtout aux doigts annulaire

« et auriculaire, ce qui semblerait indiquer que le « nerf cubital est plus spécialement affecté.

« Quant à l'extrémité inférieure, la douleur ne s'y « montre qu'à la suite d'un exercice forcé et prolongé. « Au moment où la malade est entrée à l'hôpital, les « mouvements spasmodiques étaient portés à un tel point « que la marche était devenue impossible; un repos « absolu de plusieurs jours avait été nécessaire, et « depuis ce temps les douleurs n'avaient pas reparu.

« Les symptômes actuellement existants, se rappro- « chant beaucoup de ceux de la chorée, je pensai que « le moyen qui m'avait réussi contre celle-ci pourrait « avoir une égale efficacité contre eux, et le 27 mars, « après avoir consacré huit jours à guérir la malade « d'une bronchite intense pour laquelle elle était entrée « dans ma salle; je commençai le traitement par la « strychnine administrée en pilules d'un cinquième de « grains. La malade en prit une seulement le 27 et le 28, « deux les trois jours suivants. Des secousses vives et « un peu douloureuses se manifestèent dans les mem- « bres malades, mais elles s'arrêtèrent bientôt sans « rien changer à l'irrégularité des mouvements. Du 1er « au 9 avril je portai progressivement la dose à trois, « puis à quatre pilules par jour; à cette époque une « amélioration sensible commença à se faire aperce- « voir. Du 10 au 23, j'arrivai graduellement à donner « jusqu'à sept pilules par jour, soit un grain 2 cin- « quièmes (7 centigrammes), les mouvements, à « cette époque étaient presque revenus entièrement « sous l'empire de la volonté. Je diminuai alors « la dose du médicament et je prescrivis des pi-

« lules d'un tiers de grain à prendre une toutes les « huit heures ; je continuai ainsi jusqu'au 15 mai. Les « mouvements étaient alors tout-à-fait libres, la ma- « lade marchait avec facilité, mais des douleurs vives « se faisaient sentir au bras et à l'avant-bras ; je cessai « alors l'usage de la strychnine, et je fis pratiquer sur « l'avant-bras et le bras deux vésicatoires au marteau, « un demi-grain d'hydro-chlorate de morphine fut éten- « du sur le derme dénudé. Ce pansement fut continué « en renouvelant les vésicatoires jusqu'au 10 juin ; la « dose du sel de morphine fut progressivement portée « jusqu'à deux grains chaque jour. Les douleurs « diminuèrent insensiblement et finirent par s'éteindre « tout-à-fait. La malade était guérie. Je laissai passer « une semaine ainsi, pour constater la guérison non « moins que pour me rassurer contre une récidive. Je « revins à la strychnine à faible dose, elle ne réveilla « pas les douleurs et produisit à peine quelques « secousses.

« Au bout de trois mois et demi d'un traitement entra- « vé par la bronchite qui se renouvela et par un embar- « ras gastrique, la malade sortit de l'Hôtel-Dieu conser- « vant cependant encore un peu de brusquerie dans les « mouvements, mais se trouvant elle-même entièrement « guérie. »

D'après les faits que je viens de rapporter, et la constante efficacité de la strychnine contre la chorée, il est peut-être permis de dire que ce médicament est le véritable spécifique de cette maladie, surtout si de nouvelles et nombreuses expériences viennent confirmer celles que je livre au public médical (1). Plusieurs auteurs, en raisonnant par induction, ou s'appuyant sur des faits isolés, avaient déjà recommandé la noix vomique contre la danse de saint Guy; mais ils n'en avaient pas fait un moyen en quelque sorte exclusif, ils s'étaient bornés à l'indiquer sans l'étayer d'un nombre suffisant d'observations.

Ce serait sans doute le cas d'examiner ici de quelle manière la strychnine agit sur le système nerveux dans la danse de saint Guy. En se reportant aux observations de *Dehaën*, qui rapporte plusieurs exemples de chorée guéries par l'électricité, en voyant ces guérisons se multiplier par le même moyen employé après lui par d'autres expérimentateurs, et d'un autre côté, en observant les phénomènes produits par la strychnine, on peut en inférer que ce médicament agit de la même manière que l'électricité, en produisant une stimulation spéciale du système nerveux. Mais la danse de saint Guy est-elle autre chose elle-même qu'un état de sur-excitation particulier de ce système, et de ce que cette maladie se caractérise par des mouvements musculaires brusques et involontaires qui peuvent en forçant l'analogie, jusqu'à un certain point être comparés à ceux que produit la

(1) C'est avec bonheur que je lis dans le n° de juin 1843, du *Journal de Médecine* publié par *MM. Fouquier*, *Trousseau*, *Beau*, *etc.*, le commencement d'un mémoire dans lequel M. Trousseau annonce la publication prochaine de cas nombreux de chorée guérie par la noix vomique. Il appartenait au savant praticien qui, l'un des premiers, a appelé l'attention sur l'action puissante de ce remède, de l'appuyer d'observations auxquelles l'autorité de son nom donnera une force de conviction irrésistible.

strychnine , faut-il en conclure que nous avons fait de l'*homœopathie* sans le savoir ? Non, le fait, sinon le principe *similia similibus curantur*, appliqué à quelques cas, appartient à la science depuis le berceau de la médecine ; il n'y a d'admissible que la prétention de vouloir le généraliser (je ne parle pas de l'application infinitésimale, l'une des plus grandes aberrations de l'esprit humain) ; et d'ailleurs ce même médicament qui guérit une surexcitation pathologique par une stimulation spéciale, qui venant se sur-ajouter à la maladie, la neutralise et remet tout dans l'ordre normal, ce même médicament employé dans des cas diamétralement opposés, dans certaines paralysies, par exemple, produit aussi une vive excitation du système nerveux, qui réveille et rétablit sa sensibilité presque éteinte, faut-il alors appuyer son action sur le principe *contraria contrariis*? Pas davantage ; je crois qu'ici, ni l'un ni l'autre de ces deux axiômes ne peut être invoqué. Sans prétendre expliquer la manière d'agir du médicament, je pense qu'il exerce une action régulatrice sur le système nerveux en ce qui touche le sentiment et le mouvement dont ce système est le dispensateur. Ce qui me fortifie encore dans cette opinion , c'est l'efficacité que j'ai reconnue à la strychnine dans plusieurs autres maladies générales ou locales du système nerveux, et pour n'en citer qu'une encore, contre l'incontinence d'urine, par exemple, et je ne veux pas parler de l'incontinence d'urine absolue, continue, qui est le résultat d'une paralysie locale, mais de celle qui est intermittente et qui ne se répète qu'une fois ou deux dans les vingt-quatre heures, et qui n'est qu'une véritable aberration instantannée de la sensibilité. J'ai réuni sur cette maladie quelques observations dans lesquelles la strychnine a réussi quand tous les autres moyens avaient échoué; elles feront l'objet d'un mémoire que je publierai plus tard.

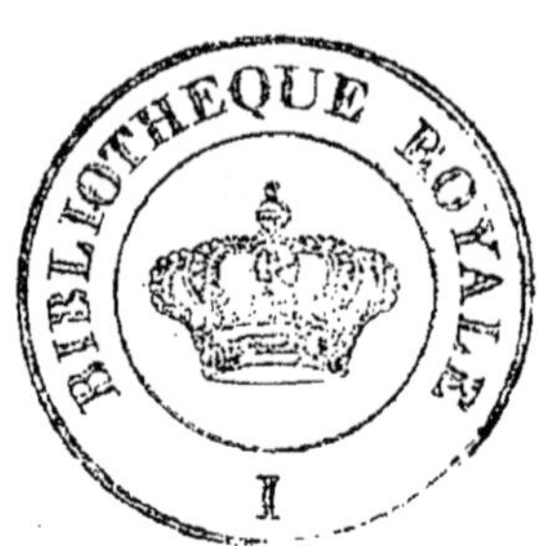

www.ingramcontent.com/pod-product-compliance
Ingram Content Group UK Ltd.
Pitfield, Milton Keynes, MK11 3LW, UK
UKHW020327230726
13925UKWH00002B/670

9 782014 112016